AF573557

DISSERTATION
OÙ L'ON RECHERCHE COMMENT L'AIR,
SUIVANT SES DIFFERENTES QUALITÉ'S,
AGIT
SUR LE CORPS HUMAIN.

QUI A REMPORTÉ LE PRIX AU JUGEMENT de l'Académie Royale des Belles-Lettres, Sciences & Arts.

Par M. BOISSIER DE SAUVAGES, *Conseiller du Roi, Professeur en Médecine de la Faculté de Montpellier, & Académicien des Sociétés Royales de Montpellier, d'Upsal, Stockholm & Londres.*

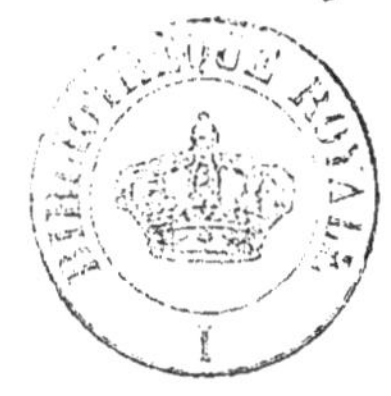

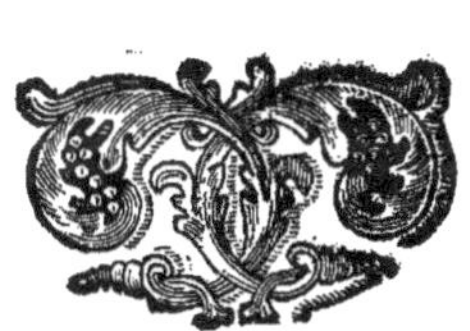

A BORDEAUX,
Chez la Veuve de PIERRE BRUN, Imprimeur-Aggrégé de l'Académie Royale, ruë Saint Jâmes.

M. DCC. LIV.

AVEC PRIVILEGE DU ROI.

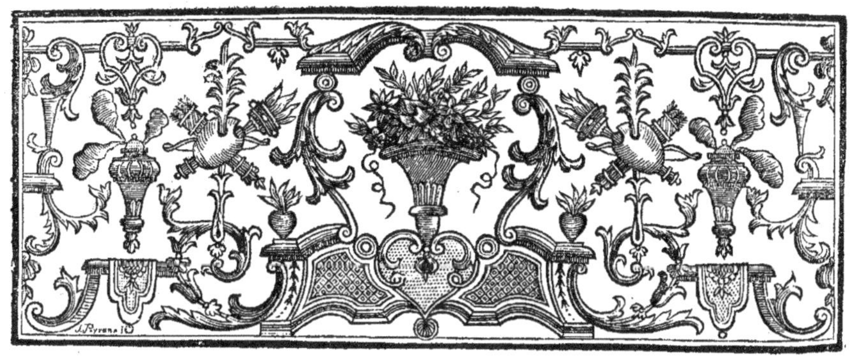

DISSERTATION
OÙ L'ON RECHERCHE COMMENT L'AIR,
SUIVANT SES DIFFÉRENTES QUALITÉS,
AGIT
SUR LE CORPS HUMAIN.

1. L'AIR eſt ce fluide tranſparent & ſubtil que nous reſpirons, dont nous ſommes environnés, & qui ſe rend ſenſible ſous le nom de *Vent* & de *Son*, quand il eſt en mouvement.

2. Cette Sphére immenſe d'Air, dont la Terre eſt le noyau, s'appelle l'*Atmoſphere* : l'Homme, ainſi que les autres Corps terreſtres, ſe trouve plongé dans ce fluide. Les interſtices de tous

les corps en sont remplis ; cet Air s'insinue dans nos corps par toutes les ouvertures qui lui sont présentées : il ne peut donc manquer d'agir sur nous au-dehors & au-dedans, & d'y produire des changemens ou avantageux ou nuisibles, selon les bonnes ou les mauvaises qualités qu'il a.

3. Les différentes modifications de l'Air forment, ce qu'on appelle ses *qualités*, & on doit mettre sur son compte, non-seulement les qualités qui lui sont essentielles, ou qui dépendent des parties qui lui sont propres, mais encore celles qu'il emprunte des fluides avec lesquels il se trouve mêlé, quoique ces fluides lui soient en quelque sorte étrangers.

4. Les qualités de l'Air sont actives ou passives, selon notre façon de les considerer comme le principe ou comme l'instrument des effets que nous lui attribuons. Les premieres s'appellent des *Vertus* ou facultés, telles que l'Elasticité, la Gravité, l'Adhésion, l'Electricité, la Force mouvante, &c. Les secondes s'appellent des *Proprietés*, telles que la Divisibilité, la Compressibilité, l'Inertie, la Fluidité, &c.

5. Les effets sont toujours rélatifs, & au principe d'où ils dépendent, & à la disposition du sujet sur lequel ils sont opérés : Comme le Corps humain est composé de différentes parties solides & fluides, & que celles-ci different encore dans les divers temperamens, le même Air produira sur nos Corps des effets différens, & il faudra avoir égard à notre état pour découvrir comment les différentes sortes d'Air peuvent nous affecter diversement.

6. Nous considererons en premier lieu, comment l'Air en masse, ou sans avoir égard aux molécules qui le composent, agit sur nous par sa totalité, & dans la seconde Partie nous examinerons les changemens que peuvent faire sur nous les molécules qui entrent dans sa composition.

PREMIERE

PREMIERE PARTIE.

Action de l'Air en masse sur le Corps Humain.

7. L'AIR en masse peut agir sur nous de deux façons seulement, ou par pression, ou par impulsion.

I°.

De la Pression de l'Air sur nous.

8. L'AIR peut être considéré, ou *libre*, tel que celui de l'Atmosphere, qui a la faculté de se répandre dans des espaces illimités; ou bien *renfermé* dans des espaces étroits, tel que celui qui se trouve dans certaines cavités de notre corps, dans des cabinets bouchés.

9. L'un & l'autre de ces Airs a du ressort & de la pésanteur; mais non pas toujours également. Celui qui est libre a d'autant plus de ressort qu'il est plus pressé par sa propre pésanteur, laquelle est proportionnée à la hauteur de l'Atmosphere. Celui qui se trouve enfermé est par-là à l'abri de cette pression, & son élasticité diminue ou augmente proportionnellement à la force de compression qu'il peut recevoir d'ailleurs, comme d'une machine de condensation, ou de la chaleur séche qui lui est apliquée.

10. La Pression de l'Atmosphere sur uncorps est proportionnée à la hauteur de la partie de cette Atmosphere qui repond à ce corps, & à sa densité d'une part, de l'autre à la surface de ce corps, ou est en raison composée de ces trois raisons.

11. L'Air étant un fluide pésant, & les fluides pésants selon leur densité, & pressants selon leur hauteur verticale sur des sur-

faces données, il eſt évident que plus la hauteur de l'Atmoſphere, qui répond à notre zenith eſt grande, plus nous ſommes expoſés à ſa preſſion ; & plus cet Air aura de denſité, ou de quantité de matiere, plus il peſera; mais ſi la denſité diminue dans le même raport que la hauteur augmente, comme il arrive quand l'Air eſt rarefié, & qu'il peut ſe répandre à droit & à gauche dans des eſpaces illimités, alors ſon action ſur une ſurface donnée reſtera la même.

12. La preſſion des fluides eſt, comme on ſçait, égale en tout ſens ; c'eſt-à-dire, qu'à même profondeur les corps qui y ſont plongés, ſont autant preſſés en haut qu'en bas & qu'à côté : cette action eſt toujours dirigée ſelon la perpendiculaire tirée ſur la ſurface preſſée (*a*), & la ſomme des preſſions eſt proportionnée aux ſurfaces qui les éprouvent.

13. La hauteur de l'Atmoſphere ſur nous varie ſelon les Lieux, & ſelon les Saiſons, ou les Vents : plus les lieux où nous ſommes ſont élevés, moindre eſt la hauteur de la colomne qui peſe ſur eux ; & à même diſtance du centre de la terre, plus le vent éleve l'Atmoſphere, ſans en diminuer la denſité, plus grande eſt la preſſion qu'elle exerce.

14. La denſité de l'Atmoſphere peut augmenter par les parcelles d'eau qu'elle tient diſperſées, & dont elle eſt chargée de même que par la compreſſion qu'elle ſouffre par des vents oppoſés. La preſſion de l'Atmoſphere ſur une ſurface dont la poſition eſt fixe, qui eſt le niveau de la mer, quand la hauteur & la denſité de cette Atmoſphere ſont dans un état moyen, peut être priſe pour le terme fixe, au-deſſus duquel la preſſion augmente, au-deſſous duquel elle diminue. Toute preſſion de l'Atmoſphere ſur une ſurface donnée, eſt préciſément égale au poids d'une Colomne de Vif-argent, qui auroit même ſurface pour baſe & pour hauteur, celle à laquelle cette preſſion de l'Atmoſphere la ſoutient dans un Barométre.

15. La preſſion moyenne de l'Atmoſphere eſt rélative à la hauteur de 27. pouces 7. lignes de Vif-argent dans le Barométre, nous l'eſtimerons 28. pouces pour éviter les fractions : le pouce d'Angleterre étant à celui de France comme 135. à 144. la hauteur

(*a*) Herman Phoronomia.

moyenne du Vif-argent en Angleterre sera à celle de France réciproquement comme 144. à 135.

16. La hauteur absolue de l'Atmosphere ne peut se déterminer au juste, parce que la rareté de ce fluide va toujours en augmentant par dégrés à mesure que l'on s'éloigne de la Terre, & ce fluide occupe d'autant plus d'espace, qu'il est moins pressé, ainsi les couches supérieures n'étant point pressées, doivent occuper des espaces immenses. Cependant comme on n'a jamais vû des Météores dans l'Air au-dessus d'environ 20. lieues ou soixante mille Toises, on peut fixer cette hauteur pour celle de l'Atmosphere.

17. La hauteur de cette Atmosphere sur les pieds de l'Homme comparée à la hauteur prise seulement sur sa tête, n'est plus grande que d'une 60000e. partie qu'on peut négliger, en supposant qu'un Homme debout n'est pas moins éloigné du sommet de l'Atmosphere qu'un Homme couché, & dans ce cas, la pression que sa surface éprouve, est par tout la même.

18. La surface de la peau d'un Homme de taille moyenne est d'environ quinze pieds. La peau de l'Homme soutient donc communement un poids égal à celui d'un solide de Vif-argent qui auroit cette surface pour base, & pour hauteur celle de 28. pouces.

19. La gravité spécifique du Vif-argent bien pur, est à celle de l'eau commune, comme 14. 11. à 1. 00. selon Mr. Muschembroeck, & en France on estime que le poids absolu d'un pied cubique d'eau est de 70. liv. poids de marc, quoique Mr. de la Hire ne l'ait trouvé que de 68. liv. 12. onces, nous prendrons que le pied cubique de Vif-argent pese 980. livres.

20. Il s'ensuit de ce que nous venons d'établir, que la pression moyenne de l'Atmosphere sur le dehors du Corps Humain est égale à 34300. liv.

21. Au niveau de la mer, la hauteur du Vif-argent dans le Barométre varie selon les Vents & les Saisons d'environ 3. pouces, selon Mr. Halley ; la pression est donc sur le Corps Humain de 612. 5. liv. plus grande ou plus petite que celle que nous venons de marquer, & la plus grande pression excede d'environ un 10e.

c'est-à-dire, d'environ 3430. liv. la plus petite.

22. Les surfaces des Corps semblables, comme on peut sans grande erreur supposer celles des Hommes de différent âge, sont entr'elles comme le quarré d'une de leurs dimensions correspondantes, tandis que leurs solidités sont comme leurs cubes; un Enfant de deux ans n'a guères que le tiers de la hauteur d'un Homme fait, ainsi leurs surfaces sont entr'elles, comme 4. à 9. & leurs solidités, comme 1. à 27. la pression absolue que soutiendra l'Enfant, sera donc de 3810. liv. ou environ, mais comme les surfaces des Corps semblables respectivement à leurs solidités, sont reciproquement comme leurs dimensions homologues, l'Enfant, eu égard à sa masse, soutient un poids trois fois plus grand de la part de l'Atmosphere, que ne fait l'Adulte, eu égard à la sienne.

23. La plus grande élévation des Montagnes à laquelle les Hommes soient montés, est, si je ne me trompe, celle du *Chimboraço* des Cordelieres du Perou. Elle a 3217. toises au-dessus du niveau de la mer, selon les mesures de Mrs. de l'Académie Royale qui y furent. Cette Montagne est élevée de 1154. toises de plus que le Pic de Téneriffe qu'on regardoit auparavant comme la plus haute du monde; le Vif-argent se soutenoit à cette hauteur à environ quinze pouces dans le Barométre. La hauteur du Canigou qui est la plus élevée des Pyrénées est de 1454. toises, le Vif-argent s'y soutient à 21. pouces, suivant l'observation de Mr. de Plantade.

24. La plus grande profondeur où je pense que l'homme soit descendu, & ait subsisté, est d'environ 300. pieds (*b*) au-dessous du niveau de la mer; car, suivant Mr. Triewal (*c*), les plongeurs ne vont guères plus bas: or, selon la régle donnée par Mr. Bouguer (*d*) à cette profondeur, si ce n'étoit la pression de l'eau, le

(*b*) 32. Pieds d'eau répondent à environ 28. pouces de Vif-argent.

(*c*) Transactions philosophiques, n. 444.

[*d*] Figure de la Terre par Mr. Bouguer.

le Vif-argent ne s'éleveroit guères qu'à 28. pouces & quelques lignes dans le Barométre : mais, vû le poids de 300. pieds d'eau, ce qui équivaut à environ neuf Atmosphères, la pression y est neuf fois plus grande qu'au niveau de la mer, & vingt fois plus grande ou environ que sur le sommet du Chimboraço ; c'est-à-dire, que l'homme y est pressé par 343000. livres, ne l'étant sur le Chimboraço que d'environ 17000. livres.

25. L'Homme peut donc vivre dans un Air qui le presse tantôt comme 20. tantot comme 1. & quelque grande que soit la force qui le comprime en dehors, il peut faire ses fonctions ; on verra même que plus il est chargé par l'Atmosphere, plus il a de force pour agir, pour élever des fardeaux. Il ne faut pas craindre que cette énorme pression qu'éprouve un Plongeur au fond de la mer l'écrase, elle se trouve contrebalancée. Un pouce cube de chêne contient dans ses pores un Air élastique qui est capable par son explosion d'élever un poids de 19860. livres ; une Pomme contient aussi un Air condensé comme par la force de 18. Atmospheres. La poudre à canon n'est pas capable de faire de plus grands effors que ce fluide ; elle n'est pourtant ni dure ni tendre, & n'éclatte pas parce que cet Air est comme bridé par une force égale, qui est celle de la cohésion.

26. L'Homme est sujet à deux sortes de resserremens & d'expensions ; l'une physique, & l'autre mécanique : si c'est le froid qui le resserre, cette action est physique & s'appelle *condensation* ; si le chaud le dilate, c'est par *rarefaction* : mais quand il est reduit à un moindre volume par une pression évidente, comme par un poids, un ressort, c'est une *constriction* mécanique ; s'il acquiert plus de volume par une préssion intérieure, ou par une impulsion semblable des fluides qu'il contient, c'est une *dilatation*. (Wolf Aréometr. Tom. 2.)

27. Le resserrement mécanique du Corps Humain est l'effet immédiat de la pression de l'Air ; la force du sang que le cœur pousse vers la circonférence, & de l'Air qui est contenu dans ses cavités produit sa dilatation quand la pression extérieure diminue.

28. Ce resserrement est en raison de l'excès de la force qui

presse du déhors au dedans sur la résistance des Corps solides ou fluides, qui poussent en sens contraire.

29. Il est démontré par Mr. Newton (*e*) qu'un Corps homogéne plongé dans un fluide en est pressé de tous côtés également à égale profondeur & que cette pression n'est pas capable, ni de le tirer de sa place, ni d'en changer la figure.

30. Le Corps Humain n'est pas homogéne dans toutes ses parties; il s'y trouve des cavités remplies d'un fluide plus compressible qu'ailleurs; telle est la poitrine, tel est le bas-ventre: quant aux autres parties elles sont à peu près capables de résister également; ainsi la pression de l'Atmosphere devenant inégale ne leur fera pas changer de figure: mais il n'en est pas de même du bas-ventre; comme le devant resiste moins que le derriere, qui est immédiatement affermi par la colomne des vertebres, une pression plus grande que n'est la resistance des fluides, contenus dans sa cavité, l'applatira davantage; ce qui ne peut que lui faire changer de figure.

31. Si la pression & la resistance sont uniformes de tous côtés, le Corps pressé ne change point de figure, & dans ce cas les hommes ne sentent aucune douleur, parce qu'il n'y a aucun déplacement des parties; tout au plus le Corps entier se trouve ressérré ou réduit à un moindre volume: cependant cette constriction n'a presque pas lieu dans les parties qui n'ont point de grandes cavités, & qui ne contiennent que des chairs & du sang, ou elle n'a lieu qu'autant que le sang se retire dans les vaisseaux des grandes cavités, où il est exposé à une moindre pression comme dans la tête & la poitrine, parce que les chairs & le sang ne se peuvent réduire en un moindre volume par aucune pression mécanique; il n'y a que le froid qui puisse les condenser. Quant aux parties qui contiennent de l'air en masse, comme le bas-ventre & la poitrine; comme cet Air est compressible & se réduit en un volume d'autant plus petit qu'il est plus fortement comprimé, elles peuvent non-seulement être réduites en un moindre volume sans déplacement de leurs liqueurs, mais même changer de figure, ou être applaties; telle est la membrane

[e] Princip. Mathem. Lib. 1. Prop. 19.

du tympan : ainsi les Plongeurs qui descendent un peu rapidement dans la mer sentent d'abord une douleur dans l'oreille, semblable à celle qu'un tuyau de pipe, disent-ils, enfoncé avec force leur causeroit, douleur qui se dissipe quand il en sort une bouffée d'Air; parce que l'air condensé s'insinuant à la place de l'ancien, remet la membrane dans sa situation naturelle; cet Air extérieur ayant tiraillé de dehors en dedans cette membrane, la détache en partie de la rainure osseuse à laquelle elle est adhérante, comme elle se détache dans ceux qui poussent avec effort de la fumée par les trompes d'Eustache dans le tympan, & la font sortir par l'oreille.

32. La douleur est proportionnée au danger que les Fibres nerveuses courent d'être rompues par le tiraillement. Notre peau peut s'allonger d'un 25e. ou environ presque sans effort & sans douleur, elle prête trop jusques-là pour être rompue par ce tiraillement; mais passé ce terme le tiraillement entraine la rupture des Fibres les plus tendres, qui sont les nerveuses, & de-là vient la douleur. Or plus ce tiraillement est grand & subit, plus surement il rompt les Fibres. S'il est extrêmement lent, ou si le tems employé à le faire est en raison réciproque de son étendue, comme dans un assez long-tems, le suc nourricier trouve à se placer dans les interstices qui laissent les fibrilles separées, & à réparer les contacts & les liaisons qui manquent entr'elles, il n'y a aucun danger de ruption, ni par conséquent aucune douleur.

33. On sçait par la Théorie du ressort, que les mêmes forces appliquées à des Fibres d'inégale longueur primitive, leur causent de nouveaux allongemens, qui sont en raison des longueurs qu'elles avoient. Si donc des Fibres, qui avoient naturellement moins de longueur que les autres, sont allongées de la même quantité absolue que ces autres, celles qui seront originairement les plus courtes, prêteront moins & seront plûtôt rompues si elles ont même épaisseur, ou au moins plûtôt tendues & partant douloureuses. Et de-là on voit la raison pourquoi les Plongeurs ne souffrent de cette pression inégale à laquelle le bas-ventre est exposé, aussi bien que le dedans de l'oreille, ne souffrent, dis-je, qu'en cette derniere partie. Les Fibres des tegumens du bas-

ventre, ſont naturellement plus longues & plus extenſibles que celles de la membrane du tympan, & les Corps qui prêtent le plus, ſe rompent plus difficilement.

34. Là où il n'y a point de changement de figure, il n'y a point de douleur; car pour tirailler les Fibres nerveuſes, il faut enfoncer ou pincer, ou diviſer les Fibres; ce qui ne peut ſe faire qu'en changeant leur figure & leur ſituation: mais la preſſion des fluides eſt uniforme, elle eſt perpendiculaire aux ſurfaces preſſées, elle ne peut donc point en changer la figure quand l'intérieur de ces Corps réſiſte également. C'eſt ainſi que nous voyons une Bulle d'Air monter du fonds de l'eau, s'agrandir à meſure qu'elle monte, mais conſerver toujours ſous l'eau ſa figure & ne changer que de volume.

35. Juſques ici nous avons conſidéré la preſſion que l'Air extérieur exerce ſur notre peau; l'Air qui eſt au-dedans de nous, preſſe auſſi de ſon côté. Il eſt de deux ſortes, ou en maſſe, comme celui du poumon, du dedans de la Poitrine, du Tympan, du Ventricule, des Boyaux, du Bas-Ventre, &c. ou bien, il eſt intimement mêlé avec nos Liqueurs, avec nos Parties ſolides. Nous parlerons ailleurs de l'action de celui-ci ou des Molécules qui les compoſent, ſuivant l'ordre que nous nous ſommes propoſés de ſuivre. Suivons l'action de l'Air en maſſe.

36. L'Air renfermé dans notre Corps & en maſſe, eſt de deux ſortes; ou bien il communique librement avec l'extérieur, ou bien les avenues & les iſſues en ſont étroites, & il ne peut communiquer que peu à peu & avec le tems, avec cet Air du dehors. Le premier eſt expoſé à toute la preſſion de l'Atmoſphere, & il a une denſité plus aprochante de l'Air extérieur qui le rafraichit ſans ceſſe. Le dernier eſt plus à l'abri de cette preſſion extérieure; mais auſſi il eſt expoſé à une plus grande chaleur.

37. La chaleur ſéche raréfie l'Air de plus en plus à meſure qu'elle eſt plus forte, & ſi cet Air eſt libre & peut ſe répandre dans l'Atmoſphere, il perd d'autant plus de ſon reſſort qu'il eſt plus raréfié; mais ſi cet Air eſt renfermé, la chaleur en augmente le reſſort. On a obſervé que la chaleur ſéche au dégré qui fait bouillir l'eau (qui, au Thermométre de Mr. de Reaumur, doit être

estimée environ de 90. dégrés & non de 80. seulement) augmente le ressort de l'Air renfermé d'un tiers ; ainsi la chaleur du dedans du Corps Humain, qui n'est guéres qu'un tiers de celle de l'eau boüillante, l'augmentera au plus d'un neuviéme, ou, selon l'expérience de Mr. Hales, d'un huitiéme.

38. Il est vrai que la chaleur humide ou appliquée à de l'eau, quand le dégré en est extrême, raréfie l'Air beaucoup plus ; mais c'est qu'il se fait un changement de cette eau en une vapeur bien différente de l'Air, laquelle peut dans l'instant occuper un espace 14. mille fois plus ample, & perdre sur le champ tout son ressort & son volume par l'extinction de cette chaleur. L'Air bien différent de cette vapeur conserve son élasticité & son volume à très-peu de chose près. Voyez la Théorie des Moulins à feu par Mr. Paine (*f*) Mr. Belidor & Mr. Desagulliers. Nous verrons ailleurs ce que l'Air du dedans de nos Corps peut perdre de son ressort par le petit dégré de chaleur humide qui s'y trouve.

39. L'Air renfermé se dilate par la chaleur séche, proportionnellement au dégré de chaleur & à sa densité primitive ; or l'élasticité qu'il acquiert est proportionnée à l'effet qu'il fait pour se dilater ; c'est ainsi que nous voyons une Vessie, qui contient peu d'Air, s'enfler, devenir extrêmement tendue si on l'approche du feu.

40. Si l'Air renfermé a quelque petite issue pour s'échaper au dehors, le même dégré de chaleur ne peut en augmenter l'élasticité que proportionnellement à la densité qui reste à cet Air, laquelle diminue à mesure qu'il s'en échape davantage : celui qui reste en devenant plus raréfié d'autant, & par conséquent plus foible.

41. On conçoit donc facilement que l'Air, soit totalement, soit en partie renfermé dans les parties de notre Corps, peut gagner en élasticité ce qu'il perd de force par sa rareté, & l'un compensant l'autre, avoir une force égale à celle de l'Air extérieur, & par-là en équilibrer la pression ; de-là vient que les parties même les plus souples, comme le bas-ventre, la Poitrine ne

(*f*) Philosoph. Transact. n. 461. Belidor. Archit. hydrauliq. Tom. 1. Desagulliers Physiq. exper. Tom. 1.

ſont pas bleſſées, même au fonds de la Mer, étant contretenues intérieurement par le reſſort de l'Air, autant que les bras & les jambes le ſont par les chairs, & les liqueurs incompreſſibles qu'elles contiennent.

42. Mais ſi la preſſion de l'Air extérieur devient inégale, c'eſt-à-dire, ſi elle ne peut porter également ſur toutes les parties, comme quand on met la main au trou d'une Machine Pneumatique, l'Air preſſant ſeulement en deſſus & le deſſous de la main répondant à un eſpace vuide, alors les parties ſolides ſont déplacées & tiraillées comme il arrive aux chairs ſous les ventouſes. Et quoique la preſſion extérieure ſoit égale, ſi les parties contenues n'ont pas une force pareille à cette preſſion, il ſe fait auſſi des tiraillemens & des douleurs; l'équilibre ne ſubſiſtant plus de quelque façon qu'il ſoit détruit. C'eſt ainſi que l'Air intérieur venant à ſe dilater dans la cavité de la Poitrine, le malade a cette eſpece d'Aſthme que les Anciens ont appellé *Pneumatie*. Si l'Air contenu dans les Boyaux ſe raréfie, il forme des coliques venteuſes, des *Tympanites*, &c. Si l'Air du Tympan ſouffre une pareille rarefaction, il ſortira avec une ſorte de ſifflement qui forme le *Tintoüin* d'Oreille.

43. Quand la preſſion de l'Atmoſphere varie, ſi ce changement ſe fait peu à peu & par dégrés, & qu'il ne change guères que d'un 25e. la longueur de nos Fibres, il ne peut cauſer de douleur, d'autant moins que dans cet intervalle de tems, l'Air intérieur renouvellé, a tout le loiſir de ſe mettre en équilibre avec l'extérieur, dont il reçoit une partie par les iſſues que nous avons ſuppoſées.

44. Mais ſi ce changement eſt ſubit, l'Air du dehors n'a pas le tems de communiquer avec celui du dedans, & alors il y a pour quelque tems, un inéquilibre, un changement de figure dans nos organes; ce qui en gêne les fonctions. Les Plongeurs que l'on fait deſcendre ſous les eaux dans une cloche pleine d'Air, éprouvent de la part de cet Air, ſucceſſivement plus condenſé, une preſſion proportionnée à la profondeur à laquelle ils deſcendent. Mais ſi on a l'attention de les faire deſcendre lentement & uniformément, ils n'en ſentent aucune incommodité, parce que l'Air qu'ils reſpirent étant com-

primé à mesure par la même force qui le presse au dehors, a le tems de s'insinuer dans la cavité de la Poitrine d'abaisser suffisamment le Diaphragme, & par-là de contretenir dans l'Abdomen même la pression de l'Air extérieur.

45. Mais si, comme quelques-uns le pratiquent, ils sortent de cette cloche, & qu'étant cuirassés, ils n'ayent que les bras & les jambes exposés à la pression de l'eau, ils sentent dans les extrêmités des pressions très-douloureuses, parce qu'il y a inégalité de pression entre les parties cuirassées, & celles qui ne le sont pas.

46. Que si, sans être cuirassés, ils ont toutes les parties extérieures également pressées; mais qu'on vienne à les laisser tomber avec la cloche trop précipitamment, ne fut-ce que dans une toise de profondeur, ce qui arrive par la faute des Ouvriers qui gouvernent le Capestan, alors ces misérables Plongeurs sont incommodés jusques au point de rendre le sang par les yeux, le nez & les oreilles. Ils ont la respiration extrêmement gênée; ainsi le sang qui vient de la tête ne peut traverser ce viscere pour aller d'un ventricule du cœur à l'autre, les Poumons étant prodigieusement dilatés & comprimés, & l'Air intérieur n'ayant pas eu le tems de se condenser à proportion; ainsi le sang reflue en quelque façon dans les Jugulaires, & faisant effort latéralement sur les parois des Vaisseaux, il brise les plus foibles & s'échape.

47. Quand l'Air interne & externe sont en équilibre, quoique la pression de l'un & de l'autre sur nos parties soit énorme, les personnes n'en ressentent aucune douleur, les Muscles ont plus de fermeté, ce qui en facilite le mouvement : c'est ainsi que les Coureurs & ceux qui courent la Poste, ont soin de serrer leur Ceinture & leurs Vêtemens pour avoir plus de force : c'est ainsi que les Plongeurs pressés d'un poids énorme, soutiennent des fardeaux de trente mille livres à cinq toises de profondeur, de soixante mille livres à dix toises, & ainsi de suite, & on en voit sur la Mer Baltique qui continuent ce métier les quarante années sans incommodité. (*g*)

48. Quant à ceux qui montent en des Lieux extrêmement éle-

(*g*) Philosoph. Transact. n. 444.

vés, comme ils ne peuvent y arriver que peu à peu & par dégrés, ils ont tout le tems de renouveller l'Air intérieur, & de le mettre en équilibre avec l'extérieur, & de ce côté-là ils n'en reçoivent aucune incommodité; mais étant plus foiblement pressés au dehors & au dedans, leurs parties solides ne sont pas si fermes, elles ont moins de ressort & jouent plus foiblement; car la partie des forces qu'ils employent à donner à leurs Muscles la tension nécessaire, est de moins pour les contracter. D'ailleurs il faut consumer plus de force pour soutenir le poids de leurs Corps, lesquels sont moins soutenus par cet Air foible, de même que les fardeaux à élever, qui dans un milieu si leger ont presque toute leur pésanteur. C'est ainsi qu'on a plus de peine à élever un Sceau qui est hors de l'eau, quand il est encore dans l'eau.

49. C'est ce qui faisoit que Mrs. de l'Academie Royale des Sciences se trouvoient foibles & fatigués au moindre effort, quand ils étoient au haut des Montagnes du Perou, quoique d'ailleurs ils fussent tranquilles que quand ils n'agissoient point. (*h*)

50. Il est vrai qu'au commencement de la montée, quelques-uns qui alloient à pied & qui avoient la Poitrine délicate, furent incommodés par des défaillances, de petites hémorragies & des essoufflemens; mais cela ne venoit pas de la rarefaction de l'Air; car quand ils montoient à Cheval, & qu'ils étoient même parvenus à de plus grandes hauteurs, ou quand ils se reposoient, tous ces symptômes cessoient.

51. Outre ces symptômes Mrs. de Plantade & d'Anizy, de la Société Royale des Sciences de Montpellier, s'appercevoient au haut du *Ganigou*, qu'ils avoient besoin de prendre plus souvent de la nourriture que dans les Lieux moins élevés; ce qui pouvoit venir du froid & de la fatigue.

52. Il est certain par les expériences de Mr. Hales, comme nous le dirons ailleurs, que quand le sang est comprimé par la contraction des Muscles (surtout de ceux du bas-ventre & des cuisses qui se contractent le plus quand on monte) ce sang, à cause

[*h*] Figure de la Terre par M. Bouguer.

des

des valvules des veines, se porte plus copieusément au ventricule droit du cœur, & de-là aux Poumons. Or il s'accumule plus dans le Poumon qu'ailleurs, parce que c'est le viscere dont les vaisseaux cedent le plus à la pression du sang & sont le plus susceptibles de dilatation ; le Poumon, ainsi gorgé de sang, ne peut recevoir la quantité d'Air qui lui est nécessaire pour le rafraichissement, & pour chasser ce sang dans le ventricule gauche ; ce qui nous oblige à faire de plus frequentes inspirations, pour gagner par le nombre ce qui manque à l'étendue des respirations ; le sang ne pouvant revenir des parties supérieures, exerce contre ses vaisseaux une pression latérale plus grande, & cette pression doit forcer plus aisément les vaisseaux du nez qui sont à nud, que ceux que la peau couvre & défend. De-là les hémorragies ; la fatigue rend raison des défaillances & du besoin de nourriture.

I I°.

De l'impulsion de l'Air contre nous.

53. LE mouvement progressif de l'Air en masse ou d'une partie de l'Atmosphere, s'appelle *Vent.* Il n'agit pas simplement contre nous par une force morte, comme la pression, il agit par une force d'impulsion, & cette force est en raison composée de la doublée de sa vitesse, & de la simple de sa densité. Son action est en raison de l'étendue des surfaces qu'il choque, & du quarré de la vitesse respective avec laquelle le Vent & la surface se rencontrent.

54. Un rhomb de Vent a la même force qu'un courant d'eau, quand leurs vitesses sont reciproquement comme les racines de leurs gravités spécifiques. On estime que la gravité spécifique de l'Air est 900. fois plus petite que celle de l'eau ; ainsi le Vent qui aura 30. fois plus de vitesse qu'un courant d'eau, fera le même effort que ce courant contre la même surface.

55. Une ſurface donnée & en repos étant choquée par un fluide, on trouvera l'impreſſion qu'il fait ſur elle, ſi on trouve le poids d'une colomne de ce même fluide dont la ſurface preſſée eſt la baſe, & la hauteur celle d'où ce fluide eſt cenſé tomber pour acquerir la viteſſe qu'il a. (*i*) On a obſervé des Vents ſi rapides qu'ils faiſoient 66. pieds par ſecondes. Ces Vents peuvent déraciner & emporter les plus gros Arbres. Il n'en faut pas tant pour renverſer un Homme, le Vent agiſſant avec l'avantage du lévier que le Corps Humain étant débout lui préſente, le renverſera d'autant plus facilement, que le Corps aura plus de hauteur.

56. Si l'Air n'avoit aucun mouvement, & que l'Homme courant choquât ce fluide, il en ſeroit tout ainſi frappé, que ſi le Vent ſe portoit contre l'Homme avec une pareille rapidité.

57. Le Vent violent non-ſeulement frappe rudement le viſage & les yeux, il les enflamme par ces percuſſions réiterées, mais encore par le gravier qu'il emporte, & auquel il communique ſa force, il les meurtrit.

58. Si le Vent eſt nuiſible par ſon choc quand il eſt violent, il eſt très-ſalutaire quand il eſt moderé, & que l'Air qui nous environne eſt gâté par différentes exhalaiſons; car ce Vent purifie notre Atmoſphere en renouvellant l'Air qui étoit corrompu. C'eſt pour cette raiſon que les logemens étroits & qui ne ſont point aërés ſont funeſtes, & que ceux ſur leſquels le Vent ſouffle librement, comme les lieux un peu élevés & expoſés au Nord, ſont ſalutaires.

59. L'Homme eſt continuellement inveſti d'une vapeur que fournit ſa propre tranſpiration. Cette vapeur eſt plus chaude que l'Air des environs, auſſi fait-elle élever la liqueur des Thermométres ſenſibles quand l'Homme en approche de quelques pieds; le Vent venant à enlever cette vapeur & en prenant la place nous rafraichit, quoique le même Vent porté contre la boule d'un Thermométre, n'y faſſe aucune impreſſion.

60. Le Vent qui ſouffle de haut en bas, comme quand il repouſſe la fumée dans le conduit des Cheminées, & ceux qui

(*i*) Ce poids mu avec cette même viteſſe en exprimera la force vive.

soufflent en même tems en sens contraire, condensent souvent l'Atmosphere & la font élever en ce lieu, moyennant quoi, l'Atmosphere en devient plus capable de nous presser en raison de sa densité & de sa hauteur ; ce qui produit sur le Corps des effets relatifs à la pression de l'Air, dont nous avons parlé ci-devant.

SECONDE PARTIE.

61. *Action de l'Air considéré selon les petites parties dont il est composé.*

62. L'AIR qui nous environne est de deux sortes, ou bien il est *pur*, & n'est censé composé que de molécules à peu près Homogénes ; ou bien il est *mélangé* de différentes autres molécules : si les molécules Hetherogénes dont il est chargé, sont celles du feu Elémentaire ou celles de l'Eau, on l'appelle *chaud* ou *froid*, *sec* ou *humide* ; mais on ne le regarde pas comme *impur*, il faut pour qu'on l'appelle ainsi qu'il soit mêlé avec des vapeurs ou des exhalaisons communément nuisibles, telles que les sulphureuses, les salines cu semblables.

63. Nous parlerons d'abord de l'action de l'Air *pur*, aprés quoi nous en viendrons à l'action de l'Air qui ne l'est pas.

I°.

64. *Action des Molécules de l'Air pur sur le Corps Humain.*

65. LEs Fluides en masse agissent d'une façon, dont on peut rendre raison par les principes Mécaniques, mais il est souvent difficile de rendre de pareilles raisons de l'action de leurs molécules, dont on ignore souvent la figure, la densité, &c. & dont on ne connoît guères les effets que par expérience,

& c'eſt ce que nous appellons leur action Phyſique en l'oppoſant à l'action Mécanique.

66. L'action phyſique des molécules de l'Air ſur nous, eſt de deux ſortes ; ſçavoir, leur *vibration* & leur *adhéſion*, ni l'une ni l'autre ne tombe ſous les ſens ; mais on les découvre par le raiſonnement.

I. *Adhéſion des Molécules d'Air.*

67. Les Molécules de l'Air ſont vraiſemblablement d'une gravité ſpécifique, moindre que nos parties ſolides & fluides ; car l'Air condenſé par le poids de l'Atmoſphere eſt environ mille fois plus léger que le ſang, ou bien il faudroit ſuppoſer que les molécules d'Air ne ſe touchent pas entr'elles, comme le penſe M. Deſagulliers ; & en ce cas, de ce que la maſſe eſt ſpécifiquement plus légere que le ſang ; il ne s'enſuit pas que les molécules le ſoient. Si nous les ſuppoſons de moindre ou de même gravité, elles doivent adhérer à nos parties ſolides, ſelon les principes de M. Hamberger.

68. Or qu'elles adhérent à nos parties, & qu'elles compoſent des maſſes les plus compactes ; c'eſt ce qu'on peut déduire des expériences de M. Hales (*k*), & de quelques autres Phyſiciens. Si on enferme du ſang ſous le récipient de la machine pneumatique, après avoir enlevé une bonne partie du poids de l'Atmoſphere, on voit ſortir des bulles d'Air qui vraiſemblablement y adhéroient par la preſſion de l'Atmoſphere ; mais il s'y trouve une bien plus grande quantité d'Air fixe que le mouvement de putrefaction fera ſortir : cette quantité occupe un eſpace plus grand d'un neuviéme que le ſang lui-même ; & ſi on diſtile enfin ce ſang, on en tirera beaucoup plus ; ſçavoir trente-trois fois ſon volume. (*l*)

69. Le Chyle, ſelon les expériences de M. Boyle & de M. Cottes, en rend une quantité conſidérable ; mais les parties les

[k] Statiq. des Végét. Expér. 80. & 49.

[l] Analyſe de l'Air, Expér. 77. pag. 168.

plus

plus dures du Corps, comme le calcul humain, les cornes des animaux, en donnent beaucoup plus que les fluides. Les Ecailles d'Huitre en rendent un ſixiéme de leur poids ; les cornes de Cerf un ſeptiéme ; les calculs de la veſſie urinaire 645. fois ſon volume, ou plus de la moitié de ſon poids. (*m*)

70. L'Air qu'on tire des ſubſtances animales a une élaſticité aſſez conſtante ; M. Hales l'a conſervée des années entieres dans des bouteilles ; cet Air eſt capable de ſe raréfier de même que l'Air ordinaire, juſques à occuper un eſpace 20480. fois plus grand qu'auparavant, & alors les centres de ſes molécules ſeroient 27. fois plus éloignés les uns des autres que dans l'Air ordinaire.

71. La force centrifuge de l'Air eſt d'autant plus grande qu'il eſt plus condenſé. Or dans le calcul l'Air eſt 645. fois plus condenſé que celui que nous reſpirons, & il eſt 13209600. fois plus condenſé que l'Air délivré du poids de l'Atmoſphere ; il fait donc un effort prodigieux pour ſe repandre ; mais cet effort eſt vaincu par la force generale de la cohéſion intime qu'il a avec nos Parties; de façon que le ſang, quoique rempli d'Air, ne donne aucune marque de ſa compreſſibilité : car ayant mis du ſang dans un tuyau de verre au ſortir de la veine, & l'ayant comprimé de toute ma force avec un piſton, je n'ai pû jamais le réduire à un plus petit eſpace.

72. Il n'eſt pas moins vrai que l'Air qui eſt contenu dans le ſang fait quelque effort pour s'étendre ; car ſi, comme l'a fait M. Deſagulliers en préſence de M. Stwart, on prend une longueur de la veine jugulaire d'un Veau, & qu'on la ſépare, après en avoir bien lié les deux bouts, on pourra porter cette artere pleine de ſang dans le récipient d'une machine pneumatique ; alors ſi on pompe l'Air & qu'après cela on porte ſur cette veine une lancette au moyen d'un fil de fer paſſé à travers pluſieurs rondelles de cuir ; on percera la veine dans le vuide, & on verra ſortir le ſang avec l'Air mêlé de beaucoup d'écume ; il eſt donc évident que, n'étoit la preſſion de l'Atmoſphere &

(*m*) *Ibidem.*

des vaisseaux, cet Air pourroit donner des marques de son ressort dans le sang même.

73. Il n'est guères d'Anatomiste qui, en ouvrant des Cadavres, sur-tout de ceux qui sont morts d'Hémorragie, n'ait observé beaucoup de bulles d'Air dans les veines, & cet Air même se séparer du sang pendant la vie, & former des Emphisêmes, ou Tumeurs venteuses, élastiques ; de même que des Timpanites abdominales, & dont le siege n'est pas dans les boyaux.

74. Il est vraisemblable que cet Air entretient dans le sang une activité dépendante de son ressort, & que par-là l'Air interne, non-seulement résiste à la pression de l'Air externe, mais même il entretient la vie en entretenant la circulation ; on peut aussi, sans donner dans l'Hypothese, penser qu'il contribue en quelque sorte aux saveurs de différens fluides : car on a éprouvé que la Bierre perd entierement son goût, quand on en a pompé l'Air, suivant l'expérience de M. Desagulliers.

75. N'est-il pas vraisemblable que l'Air est le véhicule du fluide électrique qui est apparemment le vrai fluide nerveux (*n*) dont dépendent immédiatement les fonctions vitales. Si l'Air n'avoit d'autre usage que celui de faciliter la circulation du sang dans les poumons, les Poissons, dont les oüies sont immédiatement dans l'eau, pourroient se passer d'Air : cependant on les voit perir sous la glace, & accourir en foule aux trous qu'on y fait, non-seulement pour faire une provision d'Air nécessaire à leur vescie aërienne qui leur sert à se soutenir dans l'eau, mais encore pour d'autres usages plus essentiels puisque la vie en dépend, & que ceux qui n'ont point de ces vescies aëriennes ne peuvent se passer de cet Air.

76. D'ailleurs il est prouvé que 48000. pouces cubes d'Air que l'Homme respire à chaque heure, il en absorde 3692. pouces (*o*), & vraisemblablement c'est cet Air qui passe dans le sang, comme il en passe dans le chyle, & c'est peut-être par cette raison qu'il est si nécessaire à la vie des Hommes de res-

(*n*) These de M. Dufay, *An fluidum nerveum sit electricum*, Monspellii. 1749.

(*o*) Desagulliers, Physiq. Exper. T. 2.

pirer, & de reſpirer un Air pur & frais : mais nous parlerons encore plus bas de l'action de l'Air diſſout dans nos humeurs ; venons à l'autre maniere d'agir des molécules d'Air.

II. *Vibration des molécules d'Air.*

77. Les molécules de l'Air libre qui nous environne ont un reſſort conſidérable : on a vû des Arquebuſes à vent reſter chargées pendant 16. ans, ſans que cet Air ait perdu de ſon reſſort. Elles ont un mouvement continuel dans l'Atmoſphére ; comme il paroît par l'agitation de la pouſſiere qui traverſe un rayon de lumiere reçu dans une chambre obſcure : ſi les petits reſſorts de l'Air ſont mis dans un mouvement de vibration lequel ſe continue juſqu'à l'oreille ; il en reſulte une perception qu'on appelle *ſon* : or que ce ſoient les vibrations de l'Air qui cauſent le ſon, c'eſt ce qu'il eſt aiſé de prouver ; car ſi on vient à enfermer une montre à répétition dans le vuide ſur du cotton, on n'entend point de ſon : & ſi au contraire on l'enferme dans un récipient dont l'Air ſoit condenſé, plus l'Air ſera condenſé & élaſtique, plus fort en paroîtra le ſon. On peut voir là-deſſus les Expériences de l'Academie de Florence.

78. Le ſon conſiſte donc matériellement dans les vibrations des molécules de l'Air ; mais il faut que ces vibrations ſoient bien rapides, puiſque ſelon les démonſtrations de Nevvton leur viteſſe eſt la même, quoique dans des très-petits eſpaces, que celle du ſon, lequel parcourt 1070. pieds par ſeconde.

79. Le nombre des vibrations dans un tems donné détermine les tons., qu'on diviſe en graves & en aigus : le plus grave dépend de 12. $\frac{1}{2}$ vibrations par ſeconde ; le plus aigu qu'on puiſſe diſtinguer en ſuppoſe 6400. Les vibrations qui font les tons aigus ſont plus fréquentes, mais d'autant moins étendues que celles qui font les graves ; ainſi, compenſation faite, l'un ne va pas plus vîte que l'autre. M. Nevvton a appris la maniere de meſurer l'intervalle de ſes ondulations ; il détermine la viteſſe du ſon par celle qu'auroit un corps quelconque tombant dans le vuide de la moitié de la hauteur de l'Atmoſphere, reduite à une den-

ſité moyenne & uniforme : cette hauteur eſt le poids qui bande le reſſort de l'Air, ou la meſure de ſon élaſticité ; & la péſanteur des molécules à mouvoir eſt ce qui en modere la viteſſe.

80. Si donc il s'agit de comparer les viteſſes des fluides qui ont différente élaſticité, & différente denſité, on trouvera que ces viteſſes ſont comme les racines des forces élaſtiques directement, & comme les racines des denſités reciproquement. La viteſſe de la Lumiere eſt ſept cens mille fois plus grande que celle du ſon : il faut donc que la matiere de la Lumiere ſoit reſpectivement à ſa denſité 700000. X 700000. fois plus grande que celle de l'Air reſpectivement à la ſienne. On peut en dire preſqu'autant de la matiere électrique dont les vibrations ont une viteſſe de beaucoup plus grande que celle du ſon, quoique peut-être beaucoup moindre que celle de la lumiere. L'imagination ſe perd à conſiderer la prodigieuſe ſubtilité & élaſticité de ces forces de fluides ; mais les expériences & les démonſtrations nous forcent de les admettre.

81. Le fluide qui conſtitue la lumiere n'eſt pas Homogéne. M. Newton fait voir qu'il eſt compoſé de molécules de différentes groſſeurs, comme les rayons qui en réſultent ont différens dégrés de refrangibilité. M. de Mairan ne nous laiſſe pas douter non plus que les molécules de l'Air, ou qui font le ſon, ne ſoient auſſi de différentes groſſeurs ; or ſelon les Démonſtrations de M. Rizzetti (*p*) & de M. Carré, les tems que les Corps de différens Diamétres & de même denſité, employent à leurs Oſcillations élaſtiques, ſont comme leur Diamétre, & plus les molécules ſont petites, plus prompte eſt leur vibration.

82. On n'entend jamais de ſon ſimple. Tout ſon eſt accompagné ſenſiblement de ſes harmoniques ſupérieurs, & ſelon la découverte recente d'un ſçavant Muſicien, de ſes harmoniques graves ; (*q*) ces harmoniques ſont l'Octave du ſon fondamental, l'Octave de ſa quinte, la double Octave de la tierce majeure,

[*p*] Rizzetti, Commentaire Acad. Bononienſ. T. 1.

[*q*] M. Eſteve, Nouvelle Découverte du principe de l'Harmonie.

&

& la double Octave de la quinte (*r*) les Tons harmoniques supérieurs, sont produits par les vibrations isochrones ou simultanées de ces molécules élastiques de l'Air qui ont différentes grosseurs, celles de même grosseur se rencontrent à chaque fois & font l'unisson, l'Octave suppose des vibrations qui se rencontrent alternativement avec celles du son fondamental, & ainsi de suite. Ces vibrations simultanées ou conspirantes de l'Air s'aident, se soutiennent mutuellement, toutes les autres se détruisent par leur contrariété, & le son s'en perd.

83. Si plusieurs Instrumens résonnent à la fois, la réunion de leur son forme des accords qui seront des consonances. Si ces battemens ou concours des sons, se font plus de six fois par seconde, de façon que l'oreille ne puisse les distinguer; s'ils arrivent plus rarement, ce sont des dissonances qui sont désagréables. C'est là ce que l'expérience fait voir, c'est le premier effet de l'Air sonore sur nous. (*s*)

84. La raison du plaisir que l'harmonie & les consonances nous font dépend encore d'un autre principe. Ce sont les cadences dont l'uniformité dans chaque Air, jointe à la variété & aux inflexions du ton, nous occupent agréablement, selon ce principe des Philosophes. (*t*) Que la beauté consiste dans le concours de la symétrie, de l'ordre & la variété. Ces cadences & ces accords des sons doivent frapper nos organes, & sur tout ce fluide élastique qui remplit nos nerfs & qui est l'instrument immédiat de toutes les fonctions animales.

85. Tout bat dans le Corps Humain, le cœur, les oreillettes, les arteres qui se répandent dans tous les points sensibles du Corps, & en conséquence les meninges & apparament les fluides élastiques qui se trouvent par tout. On sent les cadences du battement des artéres, sur-tout de la tête, pour peu qu'on

[*r*] M. R * * * Avocat.

(*s*) Wolf. *Consensus in varietate.*

[*t*] Les Sons qui résultent de la vibration de deux cordes dont les longueurs sont incommesurables entr'elles, forment des dissonances.

y faſſe attention durant le ſilence de la nuit ; mais outre ce battement il y a une harmonie plus confuſe, plus ſourde, qu'on ſent auſſi dans l'intérieur de la tête dans les maladies de cette partie, & plus clairement dans l'oreille ſi on vient à augmenter le reſſort de l'Air renfermé en bouchant le conduit auditif. Nous ſommes trop accoûtumés à ces impreſſions pour en être affectés clairement ; un Meunier ne s'apperçoit pas de l'harmonie bizarre, mais bruyante de la machine dans laquelle il habite depuis long-tems.

86. Le fluide nerveux a, comme la lumiere & l'Air, des reſſorts de différentes groſſeurs & de différens dégrés de force. Ils doivent être mis en jeu par ceux de l'Air mis en vibration, & faire des eſpéces d'accords avec le fondamental, ou avec quelques-uns de ſes harmoniques. C'eſt ainſi que l'on voit la corde d'une Baſſe de Viole raiſonner à même tems qu'une autre éloignée de quelques toiſes quand elles ſont montées ſur le même ton, & que l'on pince l'une des deux. C'eſt ainſi que l'on excite des fremiſſemens dans l'eau que contient un verre, ſi on vient à faire fremir les bords d'un autre verre en gliſſant le doigt deſſus.

87. Bien des perſonnes ne peuvent entendre le ſon aigre d'une Lime ou du Liége coupé avec un couteau, ſans ſentir un grincement des dents ; il s'en eſt trouvé en qui des ſons ſinguliers excitoient une évacuation involontaire des Urines [*u*] & pourquoi le ſon qui va avec une vîteſſe de 1070. pieds par ſeconde, qui fait tremouſſer nos entrailles comme celui des Tambours & des Trompettes, qui caſſe de vitres, & produit des tremblemens dans des maſſes immenſes ; telle qu'un des Arcboutans du Clocher de Rheins, n'exciteroit-il pas dans un fluide plus leger & plus élaſtique que l'Air des vibrations dont les effets ſeroient ſenſibles ?

88. Les Hommes vifs, tels qu'en général ſont les Italiens, les Languedociens, ſe plaiſent à des Airs dont le mouvement eſt rapide, la cadence prompte, parce que les vibrations promptes de l'Air impriment un pareil mouvement à leurs organes, ce qui les entretient dans un état qui leur eſt naturel. Une Muſique

(*u*) Obſervations Curieuſes, T. 1. *in*-12.

languiſſante les endort ou les fatigue, parce qu'elle ne s'accorde pas avec le ton de leurs organes. Or les vibrations qui ne ſont pas harmoniques ſe gênent mutuellement.

89. La plûpart de nos idées ſont déterminées par le ton des fibres nerveuſes, ou du fluide élaſtique qu'elles contiennent, à ces idées répondent des deſirs ou des averſions, & par conſéquent des paſſions, quand ces deſirs ou ces averſions ſont puiſſantes: & ſi on vient à imprimer un autre ton à ces fibres, ou des vibrations différentes à leur fluide, on imprime auſſi d'autres idées & on efface les premieres. C'eſt ainſi que deux Pendules dont les vibrations ſont éthérochrones après un certain tems s'ils ſont attachés au même mur, acquiérent des vibrations iſochrones: c'eſt ainſi que certains Airs reveillent des hommes d'un aſſoupiſſement, les tirent de la mélancolie, les rendent gai, s'ils ſont vifs & animés, ou bien moderent leur vivacité, & les font tomber dans une douce reverie s'ils ſont tendres & languiſſans.

90. Ceux qui ſont piqués de la Tarantule tombent ſelon les obſervations de Baglivi, dans une léthagie qui leur ſeroit mortelle, ſi des menetriers par des Airs vifs & convenables au génie des habitans de la Pouille, & différens même ſelon les tempéramens des malades, ne les tiroient de leur aſſoupiſſement. C'eſt ainſi que l'harmonie forte & hardie des Tambours & des Timbales anime les ſoldats, leur inſpire une ſorte de fureur martiale.

91. Ceux dont les organes ont été plus ſouvent ébranlés par le ſon des Inſtrumens, ſont plus ſenſibles à l'harmonie, comme les Inſtrumens qui ont été le plus long-tems joués ſont plus harmonieux. Auſſi voit-on que la Muſique fait de plus grands effets ſur ceux dont l'oreille eſt plus faite aux ſons mélodieux, témoin ce maître à Danſer d'Alais (M. Maſſon) qui au raport de l'Académie Royale des Sciences (*x*) ne put ſe rétablir à la ſuite d'une fiévre maligne, que par le ſon des Inſtrumens. Je finis ſur ce ſujet, car il paroît au premier coup d'œil que les effets du Son ſur le Corps Humain ne ſont pas des effets de l'Air, quoique le ſon matériel ſoit une des qualités de ce fluide, & peut-être la plus admirable.

[*x*] Hiſt. de l'Acad. Royal. 1707.

II°.

Action des Particules de l'Air mélangé.

92 L'AIR que nous respirons n'est jamais pur, c'est-à-dire, homogéne; le plus sec contient toujours des particules d'eau; le plus froid contient des particules du feu élémentaire, ne fut-ce que celles du fluide électrique qui s'y trouve toujours, selon les dernieres observations de M. Le Monnier. Ces deux substances, suivant la proportion de leur quantité dans l'Air, lui impriment les qualités que les Anciens mettoient au premier rang; sçavoir l'*Humidité*, la *Sécheresse*, la *Chaleur* & la *Froideur*.

93. Outre ces qualités, l'Air en a d'autres qui ne sont, ni dans tous les lieux, ni dans tous les tems, & que nous apélerons *accidentelles*. Elles dépendent aussi de la différence des matieres Hétherogénes qui se trouvent dans l'Air. Ces matieres sont de toutes sortes, que fournit le régne *Minéral*, le *Végétal* & *l'Animal*, ou plus communément les exhalaisons, ou vapeurs terreuses, salines & sulphureuses, lesquelles avec l'Air, l'eau & le feu composent les substances élémentaires de presque tous les Corps.

94. Comme on a une idée fort confuse de la maniere dont ces vapeurs nuisent à notre santé, on a attribué ces effets à une qualité occulte appellée *malignité*, terme qui couvre un peu notre ignorance; ou bien *impureté*, qui en aproche beaucoup. Mais quoiqu'il en soit, nous distinguerons par le mot d'*impur* cet Air vaporeux chargé de parties salines & sulphureuses d'avec celui qui n'est mêlé que des parties ignées & aqueuses, & qui en effet ne nous est pas généralement si pernicieux.

95. *Action de l'Air sur nous, selon les qualités qu'il emprunte de l'Eau & du Feu Elémentaire.*

96. Nous appellons particules *Ignées* ou de *Feu Elémentaire* celles

celles qui donnent aux Corps de la lumiere ou de la chaleur, ou ces deux qualités ensemble. Cette matiere du Feu est fournie abondament à l'Air qui nous environne par les émanations du Soleil, des Volcans, des Feux communs, des Corps des animaux, &c. Il y a apparence que c'est un fluide repandu par-tout, abondant sur-tout dans les matieres sulphureuses, inflammables, duquel la densité est excessivement moindre, & l'élasticité excessivement plus grande que celles de l'Air, & peut-être que le fluide électrique tient le milieu entre ces deux matieres. Les fermentations ou effervescences froides qui exhalent une vapeur très-chaude font comprendre que le seul mouvement ne produit pas le feu, & que c'est une matiere particuliere qui a pourtant besoin d'être mise en mouvement pour exciter la chaleur: or la chaleur est en nous la perception qui répond à l'action de cette matiere sur nos organes.

97. L'intensité de la chaleur est proportionnée à la quantité de la matiere ignée, & au quarré de sa vitesse conjointement. (y) Dans les Corps qui contiennent même quantité de Feu, la chaleur est proportionnée au quarré de la vitesse de leurs frottemens, & au poids dont ces Corps frottans sont chargés, & à leur élasticité; c'est dans ce même raport que les Corps frottés developpent une plus grande quantité de feu, & en entretiennent plus long-tems l'action par leurs vibrations réitérées.

98. La chaleur des Corps qui n'ont ni vie ni mouvement intestin, quand ils ont resté exposés à l'Air ordinaire pendant quelque tems, est du même dégré. Le cotton & le vif-argent appliqués au Thermométre n'y font pas plus d'impression l'un que l'autre; cependant à notre sentiment le vif-argent paroît moins chaud que le cotton, le marbre plus froid que le bois, parce que les parties du feu qui sont dans notre Corps se répandent plus abondament dans les Corps à raison de leur densité; & ainsi le marbre plus dense que le bois nous enleve une plus grande quantité de feu, ce qui nous le fait paroître plus froid.

99. La matiere du feu, étant la moins dense de toutes, doit

(y) Hermann. *Phoronom. versùs finem.*

adhérer à tous les corps proportionnellement à leur densité, & ainsi se répandre d'un corps à l'autre, de proche en proche, jusques à ce que la chaleur devienne uniforme, ou qu'il y en ait dans chaque Corps contigu proportionnellement à sa densité & à son volume.

100. L'évaporation de la chaleur, les restes étant égaux, est proportionnée à l'étendue des surfaces du Corps qui la perd, à la froideur de même qu'à la densité du milieu qui la reçoit, & à la vitesse avec laquelle ce milieu se renouvelle : ainsi la surface interne de nos poumons étant fort étendue, si nous respirons un Air plus froid, & que les respirations soient plus fréquentes, nous sentirons plus de rafraichissement, ou nous perdrons plus de chaleur de nos poumons. Nous avons en nous un principe de chaleur qui n'est autre chose que le frottement des fluides & des solides provenant de la circulation du sang & de la contraction des muscles ; cette chaleur est presque uniforme dans toutes les parties qui ne sont pas exposées à l'Air, & surpasse d'autant plus le dégré de chaleur de l'Atmosphere que la saison est plus froide, elle en approche au contraire d'autant plus qu'il fait plus chaud : ainsi dans l'hyver le Thermométre exposé à l'Air étant au 8e. dégré au dessus de la congélation, la chaleur de notre sang est au 28e. dégré ; & en Eté l'Air ayant 25. ou 26. dégrés de chaleur à l'ombre, notre sang n'a guères que 30. dégrés.

101. La chaleur [z] directe du Soleil est à peu près double de la chaleur de l'Air à l'ombre, & par-là on voit qu'elle surpasse de beaucoup celle de notre sang, s'il en faut juger par la hauteur à laquelle elle éleve l'Esprit de Vin des Thermométres ; ainsi le Corps Humain exposé au soleil doit augmenter en chaleur : mais comme à l'ombre l'Air est toujours plus froid que notre Corps nous devons lui communiquer de notre chaleur.

102. L'expérience nous fait voir que l'Homme ne peut vivre dans un Air dont la chaleur soit aussi grande ou plus grande que celle du sang ; ainsi l'Air dans lequel nous vivons est toujours

(z) Mémoire de la Societé Royale de Montpellier, par M. Bon. 1715.

moins chaud de quelques dégrés, & nous le trouvons plus chaud qu'en ce qu'il enleve moins de notre chaleur.

103. L'Air que nous respirons enleve plus de notre chaleur que l'Air qui s'applique au reste du Corps ; car l'Air que nous respirons est plus froid respectivement aux poumons, c'est-à-dire, au sang qui s'y trouve, que respectivement à la peau ; & la surface interne des poumons surpasse de beaucoup [19. fois selon M. Hales] la surface de la peau : enfin la respiration fait sans cesse renouveller l'Air inspiré, au lieu que nous étant en repos l'Air extérieur ne se renouvelle pas, à moins qu'il ne fasse du vent ; toutes conditions qui contribuent à l'évaporation de nos particules ignées. Comme d'une part en promenant & en respirant nous exposons notre Corps à un Air nouveau qui le rafraichit ; de l'autre, par ces exercices nous excitons & developpons en nous les particules de feu ; ce qui augmente notre chaleur : il y a un terme de vitesse jusques auquel ces exercices en plein Air nous rafraichissent, au-delà duquel nous excitons en nous plus de chaleur que nous n'en communiquons à l'Air qui nous environne.

104. La chaleur de l'Air doit se prendre au-dessus du dégré du Thermométre auquel le Corps nud ne sent ni froid ni chaud : or telle est le 16e. dégré du Thermométre de M. de Reaumur ; telle est communement la température de l'Air au mois de Mai ; au-dessus de ce degré on sent du chaud, & au-dessous du froid.

105. La chaleur de l'Air monte depuis le 16e. degré jusqu'au 30. à l'ombre ; au soleil elle va jusqu'au-delà du 60e. dans les climats tempérés & au niveau de la mer. On sçait que plus on s'éleve au haut des montagnes, plus on y éprouve de froid ; soit parce que l'Air étant moins dense retient moins la chaleur du soleil ; soit parce que la même face de la montagne n'est exposée que très-peu d'heures à ses rayons ; ou qu'enfin ses autres montagnes ne jouissent point de la chaleur refléchie comme les plaines.

106. Les effets de la chaleur de l'Air sur nous, sont différens selon ses différens dégrés & selon la disposition de nos Corps. Ces effets sont principalement la sensation qui en résulte, la ra-

refaction des parties, le relâchement des solides & l'altération des liqueurs. La sensation du chaud est d'autant plus forte que la chaleur est plus grande, & que l'augmentation en est plus subite ; la chaleur directe du Soleil étant quelquefois double de celle du sang est brûlante, & j'ai éprouvé sur les deux mains un Erisipéle qu'elle me causa en moins de demie-heure ; les seules parties que le Soleil avoit frappées en furent attaquées, & le tour de la manchette en marquoit juste les limites ; c'étoit le soir sur une haute Montagne, où à sept heures du matin j'avois frissonné de froid au Soleil. La sensation de chaleur que cause le même Air est plus forte pour ceux qui ont froid que pour ceux qui ont chaud ; car plus un Corps est froid & plus il reçoit de particucules de feu de l'Air qui l'environne, deux Corps qui sont au même dégré de chaleur, quoique contigus, ne s'en communiquent plus. D'ailleurs nous faisons moins d'attention aux sensations accoutumées, & par cette raison les nouvelles sensations nous frapent davantage.

107. La chaleur de l'Air qui approche le plus ou même qui excede un peu la chaleur du sang, rend nos liqueurs plus coulantes & en diminue la viscosité ; ainsi, la force du cœur restant la même, le sang devroit en couler plus vîte, si le calibre des vaisseaux n'étoit pas augmenté ; au surplus cette chaleur à laquelle on attribue si souvent de grandes rarefactions du sang, & ce qu'on nomme *Plethore fausse*, ne peut rarefier le sang d'une maniere sensible ; car ayant exposé un Thermométre plein de sang liquide à la chaleur de l'eau, successivement augmentée jusqu'à l'ébullition, le volume de sang n'a augmenté que d'une 200e. partie ; ainsi la chaleur la plus forte que le sang puisse essuyer durant la vie n'étant qu'un tiers de celle de l'eau bouillante, la rarefaction qu'il pût recevoir dans les fiévres les plus chaudes ne va qu'à un 600e. de son volume.

108. La chaleur qui approche le plus en dessous du 35e. degré relâche nos fibres & les allonge sensiblement ; c'est pourquoi elle est propre à dissiper des tumeurs froides, recentes, des douleurs catharrales, à ouvrir les vaisseaux, à dégourdir des parties que le froid privoit de mouvement & de sentiment, à faire

faire transpirer plus copieusement en raison de la dilatation des pores des vaisseaux, & de la fluxilité des liqueurs, à exciter un mouvement intestin qui exalte les matieres salines & sulphureuses, qui dispose le Corps à une putrefaction plus prompte, à empuantir ainsi les matieres excrémentitielles qui croupissent.

109. Cette même chaleur, augmentant la transpiration, diminue la quantité de l'urine. La transpiration d'Eté est à celle d'Hyver comme 16. 8. à 13. 4. & l'urine d'Eté à celle d'Hyver comme 194. à 155. comme on le deduit des Observations de Keill. Si la sueur se met de la partie, l'urine manquant de serosité, devient plus foncée, & d'un rouge de briques pilées, d'une acreté plus grande ; ce qui cause des chaleurs de reins : toutes les humeurs en acquerent aussi plus d'acreté & de viscosité, delà le sentiment de soif, l'inquiétude, l'insomnie, &c.

110. J'ai observé deux ou trois fois dans de jeunes Personnes qui avoient dormi au Soleil, en Automne & au Printems, un mal de tête avec assoupissement, délire, quelque-fois même avec asphyxie ou perte totale du pouls durant deux jours, avec la chaleur de la tête augmentée, les extrêmités froides & une connoissance obscure, symptômes d'une phlogose du cerveau, accompagnée peut-être de la rarefaction de l'Air des ventricules. Comment l'action du Soleil auroit-elle épargné les tegumens & porté sur l'intérieur du cerveau ? N'est-ce pas par la même raison que le fond d'un Chaudron plein d'eau ne s'échauffe presque pas en restant près de demie heure sur le feu, tandis que l'eau devient boüillante ; & par la raison qu'une bale de Plomb se fond à la flamme d'une Bougie, quoiqu'une feüille de Papier qui l'enveloppe immédiatement ne brûle pas.

111. Il fait rarement des chaleurs assez fortes pour ôter la respiration en plate Campagne ; mais dans des endroits resserrés & fort échauffés la respiration devient très-laborieuse, les personnes délicates suffoquent & tombent en syncope, d'où l'on ne les tire qu'en les exposant à l'Air frais. C'est que l'Air extrêmement rarefié par la chaleur & en même-tems dépoüillé de son ressort par la transpiration n'est pas en état de retenir les poumons dans une juste dilatation, ou de contrebalancer leur ressort & celui

de l'Air thorachique qui fait toujours effort pour les resserrer ; comme nous l'expliquerons plus bas.

112. Si cet Air enfermé devient chaud au 46e. dégré, il fait mourir en convulsion les Animaux qui y sont retenus environ une minute, après leur avoir causé une suffocation & une agonie violente : Mais ce qu'il y a de plus remarquable, c'est qu'on a vû un de ces Animaux rendre par la gueule, dans ces circonstances, une bave sanglante, si infecte que la seule odeur renversa les Observateurs, & qu'il fallut des cordiaux pour les faire revenir de leur syncope.

113. Mr. Boerhaave qui fit faire ces expériences sur des Chiens & des Oiseaux, dans une étuve à sécher le Sucre, admire avec raison la proprieté qu'a cette chaleur, d'exciter en si peu de tems une putrefaction & dissolution gangréneuse si terrible. Sur quoi il faut observer de plus, que les mouvemens vitaux par leur violence contribuent le plus à produire ces effets, & que de la chair morte se seroit desséchée & garantie de la pourriture par ce même dégré de chaleur.

114. Si on fait passer de l'eau chaude au 56e. dégré dans les rameaux d'une artére, on sentira bientôt cette artére racourcie, & si retrécie, qu'il n'y passera que les deux tiers de l'eau tiede, qui dans le même tems y auroit passé, & que ce même dégré de chaleur appliqué pendant quelques minutes au sang est capable de le coaguler & de rendre la lymphe coërrée. (*a*)

115. Le froid modéré qu'on apéle *fraicheur*, commence au 16e. dégré & s'étend jusqu'au 10e. au-dessous, on sent le froid qui quelques dégrés au-dessous de la congelation est mortel pour les Hommes & les Animaux qui s'y trouveroient exposés : il me paroît qu'à égale distance du dégré tempéré qui est le 16e. pour les Hommes qui ne sont pas vêtus, la grande chaleur est plus funeste que le grand froid. Mrs. les Académiciens de Paris qui ont été au Nord, se sont garantis d'un froid de plus de 32. dégrés au-dessous de la congélation, & nul homme ne peut vivre dans un dégré de chaleur de moitié moins éloigné de la temperature.

(*a*) Notes sur l'hœmastatique de Mr. Hales.

116. L'Air frais eſt extrêmement ſalutaire à l'Homme, un ſentiment intérieur nous le prouve, & la raiſon c'eſt, qu'il eſt en état par ſa denſité d'enlever de la poitrine une vapeur, comme diſoient les anciens, fuligineuſe, qui eſt chargée de tranſpiration, matiere excrémentitielle à demi pourrie qui ne pourroit que nous nuire, ſi elle étoit retenue, & qui s'éleve d'autant plûtôt dans l'Air que nous reſpirons, qu'elle eſt reſpectivement plus legere.

117. Mr. Hales obſerva que l'Air qu'il inſpiroit étant frais au 10ᵉ. degré, celui qu'il expiroit communiquoit au Thermométre, tenu dans la bouche, 36. dégrés de chaleur ; à compter ſelon ſon propre Thermométre auquel ſon ſang étoit alors chaud de 64. dégres, & comme l'Air qu'on expire n'eſt plus chaud que parce qu'il ſe charge de la chaleur du ſang ; il eſt évident que la reſpiration de l'Air frais rabat la trop grande chaleur du ſang.

118. Si donc on retenoit ſa reſpiration quelque tems, la chaleur du ſang n'étant point rabattue, & s'accumulant toujours, monteroit bientôt à un point qui ſeroit funeſte à la vie, & ſi l'homme en revenoit il auroit une ſoif ardente ; c'eſt ce qui arriva à un Pendu que les Pénitens enléverent du gibet dès que l'Exécuteur l'eut laiſſé ; comme les vertébres du col n'étoient point luxées, la premiere ſaignée fit revenir le pouls & le mouvement, deux autres ſaignées mirent cet Homme en état de parler, de ſe mettre ſur ſon ſéant ; & la premiere choſe qu'il demanda fut une cruche d'eau dont il ne pouvoit ſe raſſaſier : ce n'étoit pas la fiévre qui cauſoit cette ſoif brûlante, car le pouls qui ne battoit pas 40. fois par minute quand il parut, ne devint jamais fréquent dans les 4. heures qu'il ſurvêquit, & avant la mort il redevint d'une rareté ſurprenante. J'aurai occaſion ailleurs de parler de la reſpiration.

119. Le froid modéré donne du reſſort à nos parties, il racourcit nos fibres, & partant reſſerre les vaiſſeaux ; il donne plus de tenſion & de fermeté aux muſcles ; de-là vient qu'en Hyver nous ſommes en état de faire de plus grands efforts, tant du corps que de l'eſprit, on ſoutient de plus grands fardeaux,

on ne se sent plus de cette langueur que la chaleur cause dans toutes les fonctions animales; les fibres de l'estomac ont plus de ressort, l'appetit augmente, la digestion se fait mieux : il est vrai que la transpiration diminue; mais elle est reparée par l'urine qui devient plus abondante : les humeurs ne sont pas si disposées à la corruption gangréneuse.

120. Mais si le froid est excessif, comme celui de l'Air au-dessous de la congélation, alors il roidit nos membres, il coagule nos liqueurs, & par-là gêne le mouvement musculaire, rend les os plus cassans, les fibres nerveuses moins propres au tact, sans diminuer la douleur des extrêmités où l'on sent des fourmillemens. Les levres deviennent d'abord pâles, ensuite livides, elles se gersent; la peau devient rude & séche, la machoire & les autres parties tremblent, les dents claquent, la langue se refuse aux mouvemens de la parole, les paupieres ne jouent qu'avec peine; si le froid excessif de l'Air n'agit que sur une partie, le reste du Corps étant vigoureux, cette partie se réchauffe d'autant plus ensuite qu'elle a été plus refroidie; comme quand on a manié de la neige: mais si le froid est general, ou il arrête la circulation dans tout le Corps, & alors l'homme meurt & demeure roide comme une statue; ainsi qu'il arriva durant l'Hyver 1709. à deux mille Soldats de Charles XII. en Suede; ou bien on est quitte pour les extrêmités qui venant à dégeler trop subitement ne manquent pas de tomber en gangréne; ou, si elles en reviennent par les précautions connues de tout le monde, elles deviennent œdémateuses.

121. Ceux qui voyagent dans des païs neigés, comme il arriva à nos Troupes au retour de Prague, se sentent accablés d'un desir invincible de dormir qui les oblige de se coucher sur la neige, faute d'autre gîte; mais la plûpart ne se réveillent plus. Montaltus (*b*) croit que ce sommeil profond vient du relachement du cerveau produit par les sérosités du sang coagulé.

122. Il est démontré en physique que l'Air le plus sec contient beaucoup de parties aqueuses qu'il tient en dissolution : le Sel de tartre au sortir d'un creuset se charge en peu de tems de

() Montaltus, *Medicinæ Synopsis casus Septentrionalium à frigore.*

trois

trois fois ſon poids d'eau, dans les laboratoires les plus ſecs ; cette eau ſe concentre dans ce Sel avec tant de force qu'il eſt bien mal aiſé de l'en ſéparer ; elle réſiſte à un plus grand feu avant de s'évaporer, que ſi elle n'étoit pas alliée avec ce Sel ; elle acquiert une gravité ſpécifique plus grande que celle qui réſulte du mélange de ce Sel.

123. Les molécules d'eau ne ſont jamais ſpécifiquement plus legeres que les molécules d'Air de même Volume, à moins qu'elles ne compoſent des bulles pleines d'un Air raréfié, ce qui n'eſt pas vraiſemblable, ou ne peut durer quand les vapeurs ſe ſont élevées dans l'Atmoſphere ; cependant elles s'y ſoutiennent éparpillées, diſſoutes, cette diſſolution loin d'ôter à l'Air ſa tranſparence le rend plus ſerein. Tel eſt l'état de l'Air dans le tems le plus beau, le plus ſec, & le plus ſerain.

124. On connoît cet état de l'Air par le Barométre, le Vif-argent y eſt élevé au deſſus de 27. pouces 7. lignes, terme moyen entre ſon plus grand abaiſſement & ſa plus grande élevation ; l'Air ſupporte alors tout le poids de l'eau qu'il a diſſoute : une goutte d'eau ſe trouve uniformement diſperſée dans quelques pieds cubiques d'Air, chaque parcelle entourée d'une croute d'Air qui s'y attache forme une maſſe ſpécifiquement plus legere que l'eau pure & ſes parcelles iſolées ; c'eſt ainſi que le Vif-argent eſt diſſout & ſuſpendu dans l'eſprit de Nitre quoique dix fois plus peſant que ce diſſolvant.

125. L'Atmoſphere qui nous touche alors eſt ſéche, reſpectivement à ce qu'elle eſt quand les vapeurs deſcendent vers la terre, quand les parcelles d'eau venant à ſe réunir forment des goutelettes que l'Air d'en-haut, comme plus rare, ne peut ſoutenir ; ces parcelles s'approchant du centre commun à méſure qu'elles deſcendent, ſe rencontrent plus ſouvent & forment des gouttes ſucceſſivement plus groſſes qui s'arrondiſſent, & qui par-là contiennent le plus d'eau ſous la moindre ſurface poſſible. Le rapport de leur ſurface à leur maſſe étant diminué, la force qui les ſoutenoit à 20. lieues de hauteur, telles que ſont les nues les plus élevées, ne peut les ſoutenir que là où l'Atmoſphere eſt plus denſe ; il ſe forme des *nuages*, la tranſparence ſe perd,

les nuages vûs par-dessous sont obscurs, regardés dessus ils sont blancs; on les appelle alors des *broüillards*. Descendus à notre portée ils humectent l'Air que nous respirons aux dépens de celui qui est dans les espaces immenses qui sont sur nos têtes: il est prouvé par les expériences de MM. Hamberger, Desaguliers, &c. que ces gouttes sensibles venant à tomber ne pesent plus tant sur l'Air; ainsi l'Atmosphere devient plus legere & ne peut soutenir le vif-argent qu'en dessous de 27. pouces 7. lignes; alors l'Air est humide par rapport à nous, quand même il contient moins d'eau qu'auparavant.

126. L'Air étant sec nous sommes plus agiles par la raison que nous sommes portés par un milieu plus dense, que nous sommes plus resserrés, (47) & par la raison que nos fibres ont plus d'élasticité & de fermeté. Les fibres du papier, du parchemin, secs, ont de même plus de ressort que celles qui se trouvent humectées; le parchemin du Tympan raisonne plus clair; tous les nerfs se ressentent de cet état; l'esprit & le corps font mieux leurs fonctions; à moins que la disposition trop séche des organes, comme il arrive dans la Phtisie, dans l'Asthme sec, ne demande de l'humidité.

127. L'Air devenant humide, tout le contraire arrive; nous nous sentons plus pesans, parce que l'Air soutient une moindre partie de notre poids; les forces nous manquent, parce qu'il faut plus d'effort pour affermir, roidir & faire agir des muscles relâches, que pour faire agir ceux qui ont leur tension naturelle; la respiration se fait par l'action des muscles, elle devient donc plus gênée; le Cœur est un muscle, il pousse moins aisément nos liqueurs, on transpire moins, l'estomac a moins d'activité; de sentiment, les organes moins de sensibilité, l'esprit moins de liberté, à moins qu'une trop grande sécheresse des solides & des fluides, sur-tout de la poitrine, ne se trouve parlà corrigée: les fibres torses, telles que celles des cordes, se racourcissent par l'humidité, & se renflent; mais c'est tout le rebours de celle de notre Corps qui sont composées de fibrilles simplement appliquées les unes à côté des autres. Les gouttelettes d'eau sont sphériques, elles ont une gravité spécifique,

moindre que nos parties ; les molécules, selon les expériences de M. Muschembroeck, ont au plus $\frac{1}{20400}$. partie de pouce en diamétre, leur gravité spécifique ne différe guères que d'un 25e. de celle de nos parties : or, plus il y a d'affinité dans la gravité spécifique, plus forte est l'adhesion ; donc ces molécules d'eau doivent s'insinuer de force dans tous les tuyaux & pores de calibre, les pénétrer, séparer les fibrilles, faire qu'elles ne se touchent que par des points ayant des spheres interposées, au lieu qu'elles se touchoient par des lignes ; l'adhésion, étant en raison du nombre des points contingens, & comme les cubes des proximités, doit diminuer de beaucoup, tous les solides doivent se ramollir, s'allonger, comme je l'ai éprouvé en humectant des cheveux, & comme il arrive aux membranes des tambours, les fluides deviennent plus aqueux, perdent de leur saumure naturelle, & de ces principes s'ensuivent les phénoménes ci-dessus énoncés.

128. La chaleur diminue le ressort de l'Air libre, l'humidité le diminue aussi ; donc si ces deux causes concourent, comme quand il regne un vent marin, un vent de midi, la respiration sera plus gênée : la chaleur & l'humidité relâchent nos fibres, ce qui les relâche diminue la force musculaire qui est nécessaire pour la circulation, la respiration & les actions volontaires ; donc quand ces deux causes concourent ensemble, toutes nos actions, soit naturelles, soit libres, doivent devenir plus foibles ou plus laborieuses, comme l'experience le fait voir. Si on suppose, ce qui est vraisemblable, que chaque molécule d'Air est enveloppée de rayons électriques qui tiennent ces molécules à une grande distance entr'elles par la force repulsive propre à ces rayons, comme on sçait que la chaleur humide détruit l'électricité, on pourra concevoir que l'Air chaud & humide perdra de son ressort, ou sera réduit à un moindre volume ; mais il faut attendre un plus grand nombre d'expériences pour confirmer cette théorie.

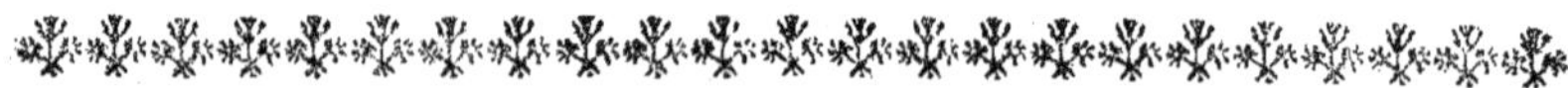

TROISIEME PARTIE.

Action de l'Air impur sur le Corps Humain.

129. LEs émanations salines, sulphureuses & autres, forment des exhalaisons, des vapeurs & des fumées qui, à proprement parler, ne sont pas de l'Air, n'en ayant pas les propriétés ; mais qui s'y trouvent mêlées, & en altérent les qualités : les Volcans donnent des exhalaisons sulphureuses & ignées, mêlées de cendres : les eaux, les terres, les végétaux, les animaux donnent des exhalaisons humides qui sont souvent funestes à la santé ; les cheminées, fourneaux, &c. fournissent des fumées ou exhalaisons salines, chaudes & humides dont les qualités varient selon les matieres exhalées.

130. Pour développer la maniere dont ces vapeurs nuisent à l'Homme, il faut les considérer en elles-mêmes, & voir ensuite quelle est la disposition de nos poumons sur lesquels leur action se fait le plus sentir. Nous avons vû l'action mécanique de l'Air en masse, sa pression, son impulsion ; nous avons consideré l'action physique de ses molécules, pures au dedans & au dehors du Corps ; nous avons vû qu'il se mêle intimement à nos liqueurs, qu'il fait une partie même de nos solides : voyons comment il porte dans la masse du sang les parties Hetherogénes dont il est chargé accidentellement.

131. Nous pouvons considerer l'Air, ainsi que tous les fluides, comme composé de petites spheres ; ses molécules sont-elles en tourbillon ; ont-elles un Atmosphere d'éther ou de matiere électrique rangée en forme de rayons ; sont-ce dans les vapeurs des gouttes d'Air renfermé dans une bulle d'eau ? C'est ce qu'il seroit mal aisé de décider avant que la Physique ait été poussée plus loin ; on sçait seulement qu'il y a des interstices entre les molécules des fluides, & que dans un espace occupé par des spheres

ſpheres auſſi petites qu'on voudra, les interſtices ſont à la ſolidité des ſpheres comme 10. à 11. ces interſtices peuvent donc contenir autant d'autre matiere, à un onziéme près, qu'il y en a dans les ſpheres ; pourveu que les molécules de cette matiere étrangere ne ſoient pas plus groſſes que la cavité de ces interſtices.

132. Le ſang eſt viſiblement compoſé de globules dont le diamétre eſt la 2000e. partie (*c*) d'un pouce ; les interſtices qu'ils laiſſent ſont triangulaires : l'Air, dont les molecules, ſelon l'expérience de M. Muſchembroek (*d*) n'ont tout au plus que la 20400e. partie d'un pouce, s'y logera tout à ſon aiſe ; mais les molécules des Corps, de la groſſeur deſquelles dépendent les couleurs & vraiſemblablement auſſi les ſaveurs, ne ſont que de quelques millioniemes de pouces (*e*) ; ainſi rien n'empêche que dans les interſtices même de l'Air qui ſe trouve logé dans le ſang, il ne ſe trouve des molécules ſalines, ſulphureuſes & autres, deſquelles dépendent les ſaveurs & les autres proprietés. La prodigieuſe quantité d'exhalaiſons puantes que fourniſſent les ſubſtances animales en pourriſſant, & leur extrême volatilité, n'eſt-elle pas une preuve que ces ſubſtances ſont en grande partie compoſées d'un Air extrêmement ſubtil, chargé de parties huileuſes & ſalines, que la putréfaction dégage, & qui auparavant avoient une adhéſion conſidérable dans les interſtices de ces mêmes parties, avant que la putréfaction en les diſſolvant n'en eut diminué la viſcoſité, & que la chaleur n'eut raréfié cet Air.

133. Les poumons ſont des eſpéces de ſoufflets ſoudiviſés intérieurement, par des cloiſons extrêmement fines, en tant de cellules que la ſomme de leurs ſurfaces intérieures, eſt, ſelon le calcul de M. Hales, 41635. pouces quarrés, ce qui eſt 19. fois la ſurface de la peau. Ces véſicules ſont couronnées en dehors d'un raiſeau admirable des vaiſſeaux ſanguins ; mais ces véſicules

(*c*) Jurin Diſſertation Phyſicomathemat. ann. 1732. pag. 46.

(*d*) Phyſique tom. 2. 72. 1409.

(*e*) Newton Ophtiks part. 3. propoſ. 7.

doivent être étendues, sans quoi ces vaisseaux, au travers desquels tout le sang passe d'un ventricule du cœur à l'autre, se trouvent plissés ; ces vésicules sont toujours dans un effort pour se resserrer, & si l'Air qui les distend & qui ne s'en échape pas aisément, vient à en être chassé comme quand on fait bouillir par dégrés les Poumons (*f*) d'un jeune sujet dans l'eau, l'Air étant sorti avec une écume gluante qui coule durant plusieurs heures, le Poumon se trouve extrêmement condensé, & reduit à un espace douze fois plus petit, comme je l'ai trouvé par cette expérience, alors il est d'un 25e. plus pesant que l'eau, au lieu qu'auparavant il surnageoit.

134. L'Air frais qui entre dans ces vésicules si étroites, qu'il faut un bon microscope pour les distinguer, se trouve séparé du sang par une lame aussi mince que la toile d'araignée, aussi une fois que par des lotions ou des injections d'eau froide par l'artére pulmonaire, on a enlevé au bout d'un heure cette viscosité écumeuse qui les enduit en dedans, les globules de sang, poussés seulement par trois pouces de hauteur, passent de suite dans ces vésicules, & l'eau sanglante injectée ainsi coule autant par la trachée artére que par les veines pulmonaires, comme je l'ai éprouvé.

135. Si l'on renverse un Figon (*g*) plein d'Air sur du sang contenu dans une poëlette, purgé de sa partie fibreuse pour en conserver la fluidité, en quelque tems le sang monte dans le fonds du Figon ; ce qu'il ne peut faire qu'en absorbant cet Air : M. Boerhaave a fait voir que chaque fluide, & le sang nommément, se saoule, dès qu'il est exposé à l'Air, d'une quantité d'Air déterminée ; rien n'empêche donc le sang pulmonaire qui se trouve en contact avec l'Air de s'en charger si la quantité qu'il avoit est diminuée : or par la circulation elle diminue ; car cet Air est absorbé ou détruit par les exhalaisons des Animaux ; c'est donc

(*f*) Ayant chassé l'Air des vesicules des Poumons d'un jeune sujet par l'ébullition, je trouvai que ce Poumon vuide d'Air étoit réduit à un volume 12. fois moindre qu'auparavant, la simple compression m'a donné le même résultat à peu près.

(*g*) *Figon* est un Godet de verre de la grosseur & de la figure d'une Figue.

dans les poumons principalement que se fait la reparation de cette perte.

136. Les veines & les artéres pulmonaires dans leurs ramifications s'étendent suivant la direction des bronches, & laissent des angles plus ou moins aigus entre leurs rameaux, grands & petits, selon que les poumons sont resserrés ou dilatés; mais les poumons sont capables de se resserrer par leur ressort (*h*) jusqu'à n'occuper presque qu'un douziéme ou un dixiéme de la capacité de la Poitrine prise dans sa plus grande amplitude, comme je l'ai mesuré de trois façons différentes, donc les sinus des angles que font ensemble ces vaisseaux sanguins peuvent être, tantôt 10. fois plus grands, tantôt 10. fois plus petits.

137. Quand les sinus de ces angles sont fort petits, le sang ne peut plus passer des artéres dans les Veines, & de-là vient que les animaux meurent dans la machine du vuide, & que ceux auprès de qui la foudre est tombée & qui sont morts dans cet Air extrêmement affoibli, ont les Poumons extrêmement affaissés (*i*); c'est la pression de l'Air inspiré qui dilate ces vésicules, & cela avec d'autant plus de forces qu'il excéde d'avantage le ressort de l'Air thorachique (*k*); c'est-à-dire, d'autant qu'il est plus dense que cet Air intérieur, ou que cet Air thorachique est plus affoibli. Cet Air thorachique est d'autant plus foible que les parois de la Poitrine, & sur-tout le Diaphragme se dilatent d'avantage, comme dans les grandes inspirations; car les densités de l'Air enfermé, sont réciproques aux amplitudes des espaces dans lesquels il s'étend. Ainsi quand l'Air qu'on respire est extrêmement condensé, sans que le thorachique le soit, quand l'Air externe est poussé de force dans les Poumons, com-

[*h*] Je l'ai mésuré en plongeant le Poulmon tantôt affaissé, tantôt soufflé dans l'eau.

(*i*) Les Anciens Mémoires de l'Academie.

(k) L'existance de l'Air thorachique, se prouve par l'expérience de Mr. Hales, Hemastatique Expérience 12. par celles de Mr. Hamberger (Thes. *de Respiratione*) par celle de Mr. Lieberkühn. Si on étrangle un Chien, qu'on lui ôte le poil de la Poitrine, qu'on le plonge ainsi dans l'eau, ayant enfoncé un scalpel dans la Poitrine, on en voit sortir *des bulles d'Air.*

me par un soufflet, & qu'enfin l'Air thorachique est affoibli, les Poumons doivent être distendus & leurs vésicules très-enflées.

138. Les tuyaux qui ne sont pas ridés transversalement, ne peuvent être allongés par des causes qui leur sont extérieures sans se retrecir. Si on tire une carotide aplatie & serrée par les deux bouts entre deux Etaux, les bords qui d'abord étoient paralleles, font ensuite une courbure vers l'axe, qui, avant que la carotide soit prête à casser, ne laisse à l'artére que la moitié de sa largeur, & si l'artére étoit alors ouverte ou cylindrique au commencement de l'expérience, elle perdroit sa figure, & son calibre, au milieu seroit le quart de ce qu'il étoit auparavant : il est vrai que les Vaisseaux sanguins des Poumons sont ridés transversalement, & qu'étant modérement allongés, ces plis internes s'effacent, & leur cavité en devient plus grande : c'est ainsi qu'une médiocre inspiration rend le passage du sang plus lent à travers les Poumons ; mais ces plis une fois effacés, plus ces vaisseaux sont allongés, plus leur calibre se retrécit dans la raison doublée de leur allongement.

139. J'ai trouvé en mésurant le Poumon, tiré par un poids, ou rempli d'eau de la hauteur de la trachée, qu'il devenoit deux fois plus long qu'on ne le trouve dans la Poitrine après la mort ; donc les vaisseaux qui le composent s'allongent par violence dans le même rapport ; or comme ce sont les bronches qui, comme des tuyaux de Lunettes, se développent quand l'Air les pousse, allongent ces vaisseaux, ils peuvent aussi les rendre quatre fois plus étroits, cette même pression qui dans un dégré plus bas rendoit le passage du sang aussi libre qu'il puisse être, le gêne par une autre raison, c'est qu'elle comprime les vaisseaux reticulaires & les applatit, comme on voit que l'injection de Vif-argent dans les artéres de l'Estomac, est obligée d'en sortir quand on distend l'Estomac, en le remplissant d'Air ou d'eau.

140. La respiration ne facilite donc le cours du sang dans le Poumon, que quand elle est également éloignée de la grande inspiration, & de la grande expiration, lesquelles en arrêtent également le cours. Pour mieux m'assurer de cette derniere verité, je

je fis couler dans l'artére pulmonaire d'un Cadavre humain récent de l'eau tiede, d'une hauteur constante par un tube de Fer, cette eau sortit par les veines & par la trachée, alors je soufflai fortement de l'Air par la trachée, je vis élever l'eau dans le tube & les veines pulmonaires cesserent pendant tout ce tems d'en donner. Je muselai un Chien avec une vessie pleine d'Air, l'animal respiroit très-librement cet Air tant que la vessie étoit pleine, en peu de minutes les trois quarts de cet Air furent absorbés ou détruits, l'animal souffrit & respira très-frequemment, le pouls en devint fort petit; ensuite ayant rempli de nouveau la vessie d'Air frais, & l'ayant pressée très-fortement pour dilater les Poumons, la respiration qui étoit redevenue facile, devint extrêmement laborieuse, le pouls redevint petit, & l'Animal étoit encore prêt d'étouffer, comme Mr. Hales l'avoit observé. (*l*)

141. La circulation est la mesure de la vie, dès qu'on intercepte la circulation d'un Ventricule du cœur à l'autre, la mort qui s'ensuit est d'autant plus prompte qu'on arrête la plus grande quantité du courant total du sang, & qu'on l'arrête en moins de tems; ce qu'on prouve en liant dans des Chiens, à l'un les Crurales seules, à l'autre les Crurales & les Carotides, à l'autre l'Aorte au sortir du cœur; car celui à qui on lie les seules Crurales vit deux fois plus que celui à qui on lie aussi les Carotides: tout le courant du sang passe dans les vaisseaux reticulaires des poumons; donc si on vient à arrêter tout d'un coup le sang dans ce raiseau, l'animal meurt sur le champ; si on retrécit ce passage d'un tiers, d'une moitié, l'animal suffoque, & agonise plus long-tems.

142. J'ai cru devoir developper le mécanisme dont l'Air condensé, ou au rebours raréfié, ou enfin infecté de vapeurs qu'on appelle malignes, tue en peu de tems les animaux; car on croyoit qu'il agissoit par des qualités occultes & pestilentielles,

(*l*) On prouve le Passage de l'Air dans le sang, non en masse, mais dissout en ses molécules par la couleur vermeille du sang de la veine Pulmonaire, par la nécessité dont il est à la vie, par la quantité considérable que la respiration en détruit, par l'odeur de violette que les vapeurs de Thérébentine respirées donnent aux veines. Voyez la These de Mr. Dan. Bernouilli, *De respiratione*, à Bale.

dont on n'avoit qu'une idée extrêmement confuſe, & il eſt bon de s'en former des idées diſtinctes. Il reſtera encore à trouver comment certaines exhalaiſons gênent le cours du ſang dans les poumons, & comment cette gêne rend la reſpiration plus fréquente & plus laborieuſe.

143. Par quelque cauſe que le paſſage du ſang, à travers le raiſeau de Malpighi ſoit retréci, la quantité qui y paſſera ſera comme les orifices reſtans, & comme la racine des forces du ventricule droit, & des forces avec leſquelles les parois de la poitrine en s'abaiſſant exprimeront ce ſang du poumon; ces forces reſtant les mêmes le ventricule droit pourra fournir autant de ſang qu'auparavant, parce que les vaiſſeaux pulmonaires ſont auſſi ſuſceptibles de dilatation que les poumons mêmes : c'eſt ce dont je me ſuis aſſuré en voyant le renflement étrange du poumon entier, quand je faiſois couler de l'eau d'un tube de trois pieds de hauteur dans l'artére pulmonaire, le poumon après certain tems devient blanc comme neige, l'eau s'échappant de tous côtés en dehors par la trachée & par les veines, & nonobſtant ces iſſues le volume devient plus grand que la capacité de la poitrine dilatée.

144. Les poumons ſont donc une eſpéce de retraite dans laquelle le ſang chaſſé de toutes les autres parties du corps s'accumule, & en effet les artéres pulmonaires, dont le tronc n'a que le calibre de l'aorte, ont le tiers ſeulement de leur épaiſſeur, & les veines pulmonaires ne ſont pas ſi épaiſſes que la cave, à égale diſtance du cœur; donc ce ſont à égale diſtance du cœur les vaiſſeaux les plus dilatables du corps, à peu près dans le raport du quarré de trois au quarré de deux, à raiſon de l'épaiſſeur de leur parois & de leur ſoupleſſe : mais de plus ces vaiſſeaux ſont ridés tranſverſalement, & ces rides effacées, ils contiennent plus de ſang; donc ces vaiſſeaux, à égale force du cœur, doivent ſe dilater & contenir beaucoup de ſang en reſerve. (*m*)

[*m*] Mrs. Keil & Boerhaave ont cru que le principal uſage du Poumon eſt de broyer le ſang; ils ont choiſi pour broyer un corps, le viſcere le plus mou du corps & qui flotte entre deux Airs; le cœur & les molécules, ſur-tout de la Poitrine, ſont bien plus pro-

145. Mais ſi, à meſure qu'ils ſont gorgés de ſang, la force du cœur & celle qui reſſerre la poitrine vient à augmenter, alors le ſang eſt obligé de couler dans les veines avec une viteſſe relative à la racine de ſes forces, & avec une quantité qui répondra, tant à cette viteſſe, qu'à la liberté que ces vaiſſeaux acquierent, quand les poumons, réduits dans un état moyen, entre la plus grande inſpiration & la plus grande expiration, les vaiſſeaux ſont le plus ouverts qu'il eſt poſſible.

146. Donc quand le ſang s'eſt accumulé dans les poumons, ce qui arrive en montant les dégrés, en comprimant le bas-ventre d'un Animal, en courant, dans une violente colere, &c. il doit ſurvenir une opreſſion de poitrine qui détermine le cœur à battre plus ſouvent & plus fortement; la poitrine ſera agitée par une reſpiration courte & fréquente, parce que c'eſt le ſeul moyen de délivrer les poumons de ce ſang qui les ſurcharge, & de différer la mort qui menace par l'interception du ſang: & c'eſt ce qui arrive effectivement, non ſeulement dans le cas où le ſang s'accumule dans les poumons, parce qu'il eſt exprimé de tous les muſcles du corps, mais auſſi quand il s'y accumule, parce le raiſeau des véſicules eſt retréci par quelque cauſe que ce ſoit.

147. Voilà donc la raiſon mécanique des ſyncopes des eſſouflemens, & des autres plus violens ſymptômes qu'excitent les vapeurs malignes; car on conçoit aiſément que, ſi le ſang ne peut traverſer le poumon, nonobſtant l'augmentation des forces du cœur & de la Poitrine, il doit s'enſuivre une mort plus ou moins prompte, ou des ſyncopes mortelles: s'il ne paſſe qu'en petite quantité, nonobſtant ces efforts, alors le ſang qui revient, ſur-tout du cerveau, s'accumulera dans l'oreillette droite, les jugulaires & le cerveau, ce qui fera mourir ces perſonnes d'apoplexie comme ceux qu'on étrangle; & dans ces angoiſſes violentes l'Animal fera avant que de mourir les derniers efforts qu'on appelle des mouvemens convulſifs, toutes choſes qui ſuivent l'action de ces ſortes de vapeurs quand elles ſont extrêmement venimeuſes.

pres à cette opération: on ne s'aviſe pas de choiſir deux carreaux de plumes pour écraſer un corps entre deux, on prend des corps durs qui frappent contre d'autres qui réſiſtent.

148. Examinons maintenant ces vapeurs & nous concevrons aisément leur maniere d'agir, si nous prenons pour principe d'expérience que les poumons sont extrêmement sensibles à l'attouchement des matieres auxquelles ils ne sont pas accoutumés. En effet quelque doux ou fade que soit un corps qu'on vient à inspirer en riant, comme une goutte d'eau ou de lait, une mie de pain, on sent une irritation qui excite une toux violente jusques à ce que ce corps étranger ait été mis dehors, le sang lui-même, dès qu'il vient à s'extravaser dans cette cavité excite la même toux: L'Air est le corps à l'attouchement duquel le poumon est fait dès la naissance, encore cet Air se met dans une température à peu près la même avant d'être inspiré; (*n*) que sera-ce si cet Air est chargé de parties venimeuses, acides, alkalines, sulphureuses, adstringentes, corrosives? Au lieu qu'une mie de pain n'irrite que quelques points, cette exhalaison irritera l'immense surface des vésicules, & les obligera à se resserrer d'une façon convulsive, & ce qui confirme cette verité est que, comme on s'accoutume à tout, quand les Animaux ont été exposés quelque-fois à ces vapeurs qui les ont réduits aux abois, si on les expose ensuite, ils resistent plus long-tems à leur malignité, ou même n'en sont point incommodés, comme l'a observé Mr. Desaguliers. N'est-ce pas par cette raison qu'on risque le plus au commencement d'un changement d'Air, comme quand les Européens passent en Amérique, & qu'ensuite ils s'y accoutument, & n'en sont plus tant incommodés.

149. Qu'on ne nous objecte pas qu'il y a des vapeurs qui suffoquent & qui n'ont aucune mauvaise odeur ni de mauvais goût, telle que les Mouffettes, l'Air qui a passé sur l'Esprit de vin, l'Esprit recteur de vin qui fermente, &c. car il faut mettre en fait, que chaque partie a son sentiment particulier, & que comme la lu-

(*n*) L'opinion de Mr. Helvetius, que le sang se condense sensiblement par le froid de l'Air inspiré, est démentie par l'expérience. J'ai entouré de Glace la boule d'une espéce de Thermométre, rempli de sang au sortir de la Veine en Eté, il ne s'est pas condensé d'une quantité que mes sens ayent pû apperçevoir, ce qu'il avance sur le calibre des Veines pulmonaires, est contredit par les mésures Anatomiques; j'ai trouvé les Veines à égale distance du cœur dans le rapport au calibre des artéres de 26. à 21. & cela dans des sujets dont les Poumons étoient sains.

miere, qui n'affecte pas l'Oreille ni la Langue, affecte [o] vivement la Retine, comme la Gomme gutte & le Jalap, qui n'affectent pas la Langue, affectent fortement l'estomac & les Boyaux; le Vin-émétique, qui n'irrite ni la Langue ni les Yeux, irrite puissamment l'Estomac; de même telle vapeur n'affecte ni le Nez ni la Langue, qui irrite fortement la membrane interne des Poumons: mais par la même raison, un Corps qui est agréable à l'odorat, comme l'Esprit-de-vin, peut irriter vivement la trachée artére, ainsi qu'il irrite les Yeux. L'Huile qui calme les irritations faite sur la Langue, est comme corrosive pour les Yeux; on ne doit donc pas être surpris, si des vapeurs astringentes & irritantes pour différens Organes, comme la fumée, la vapeur de Souffre brulant, de Charbon de bois, de Terre, les exhalaisons des Cadavres, des Cloaques qui ont une âcreté manifeste pour les Yeux & le Nez, fassent de puissantes impressions sur les Poumons.

150. Les exhalaisons nuisibles, qui n'agissent point par âcreté, nuisent, ou en détruisant le ressort de l'Air, ou en détruisant l'Electricité qui en est inséparable, & qui vraisemblablement produit le ressort; c'est ainsi que la pousse ou Mouffette détruit si fort le ressort de l'Air, que la voix des Animaux qui meurent dans cette vapeur, ne peut se faire entendre quoique de fort près: c'est ainsi que la vapeur qui sort des poumons de l'Homme, détruit 100. pouces cubes d'Air par minutes, selon Mr. Desagulliers, ou la 13e. partie de l'Air respiré, selon Mr. Hales. C'est ainsi qu'une Chandelle de six à la livre, détruit en brûlant par ses vapeurs sulphureuses autant d'Air que l'Homme & que le Souffre allumé: le Charbon de pierre, la Charpie brûlée détruisent une grande partie d'Air en lui ôtant son ressort; il n'est donc pas surprenant que la flamme des Bougies s'éteigne sur le champ dans ces vapeurs quand elles sont denses, & que les Animaux y périssent de suffocation.

151. Nombre d'Expériences portent à croire que le fluide ner-

(o) Dissertation sur la maniere d'agir des Médicamens, par Mr. de Sauvages nombre 72. à Bordeaux.

veux n'eſt autre choſe qu'une matiere Electrique, chargée de quelques molécules de Lymphe extrêmement attenuée ; il n'eſt guères poſſible ſans cela d'expliquer la promptitude du mouvement & du ſentiment ; mais ces preuves ſeroient trop longues à déduire. Ce fluide nerveux ne peut perdre de ſon activité que l'Animal ne tombe dans la défaillance, l'aſſoupiſſement & la langueur ; ſans rechercher ici ſi cette matiere Electrique entre par les Poumons avec l'Air comme ſon vehicule, ou autrement, il ſuffit de ſçavoir, que les mêmes vapeurs qui détruiſent le reſſort de l'Air, détruiſent l'activité de la même matiere Electrique, ſelon les Expériences de tous les Phyſiciens modernes. (*p*)

152. C'eſt ainſi que l'Electricité ſe perd dans des chambres que la reſpiration & la tranſpiration d'une nombreuſe Aſſemblée rend chaudes & humides, dans le tems que le vent de mer ſoufle, ou qu'il eſt chaud & humide, dans la vapeur du Charbon, dans les pouſſes ou mouffettes (ſelon les expériences de Meſſieurs de l'Académie des Sciences de Toulouſe ;) car ayant plongé un fil de fer bien Electrique dans un puits rempli de cette vapeur méphytique, le bout qui en ſortoit ne donnoit point de marques d'Electricité.

153. Il ſuit de ce que nous venons de dire & des expériences qui prouvent que la plûpart des vapeurs qui nuiſent à l'Homme ſont en même tems âcres, puantes & capables d'éteindre l'activité du fluide Electrique, de détruire le reſſort de l'Air ; il ſuit dis-je, que leur malignité, c'eſt-à-dire, la faculté qu'elles ont de nuire, ſera en raiſon compoſée de celle de l'intenſité de leur acrimonie, de celle de leur denſité, du tems durant lequel l'Homme y ſera expoſé, de la ſenſibilité & foibleſſe du ſujet, & de la force qu'auront ces vapeurs de détruire le reſſort de l'Air, & l'activité du fluide nerveux. M. Deſagulliers, ayant vuidé d'Air un grand récipient, y conduiſit, par un cube de fer, de l'Air qui paſſoit par un fourneau où étoit un cube de cuivre rougi au feu : une autre fois il y employa un cube de fer également rougi. Une Linote miſe dans ce récipient y vécut ſans aucune in-

(*p*) Mémoires de l'Académie 1745. 46.

commodité plus de demi-heure ; mais y ayant employé un cube de laiton rougi au feu une autre Linote périt dans cet Air en deux minutes, l'Air étant infecté des vapeurs de la Pierre calaminaire. Ayant fait passer dans ce récipient de l'Air passé à travers la flamme du bois & une autre fois à travers celle de l'esprit de vin, l'oiseau périt sur le champ dans cet Air. Les Chandelles s'éteignent dans la vapeur qui fait périr les animaux, & dans la vapeur des méches souffrées, dans celles d'autres chandelles ; mais il est vrai qu'en s'éteignant elles absorbent une partie de la vapeur, & par-là elles purifient cet Air : c'est ainsi que le Tonnerre, ou l'éclair, purifie l'Air en détruisant les exhalaisons sulphureuses qui lui donnent naissance. Si on rempli un récipient de vapeurs de souffre allumé, & qu'on le renverse sur un bassin d'eau, on verra l'eau s'élever sous le récipient à un quart de sa hauteur pour remplacer l'Air qui a été détruit.

154. De toute la surface de la Terre, il s'éleve pas l'action de la chaleur souterraine, dont le dégré est 10. au Thermométre de Mr. de Reaumur ; une vapeur plus ou moins abondante, plus dense que l'Air qui se répand quand rien ne l'arrête & qui retombe le soir en forme de rosée ou de *serein* entre 7. & 8. heures en Hyver, entre 8. & 9. en Eté ; quand la chaleur de l'Air qui la tenoit divisée vient à manquer, les goutteletes se rapprochent & forment des gouttes que l'Air ne peut plus soutenir ; cette vapeur est assez âcre en certain Pays pour picoter les yeux & causer des Ophtalmies, comme je l'ai éprouvé souvent. Elle a fourni aux Chymistes un sel extrêmement actif que Sennert a cru ammoniacal, mais qui doit varier selon les Pays. Il tombe, selon l'estimation de Mr. Muschembroeck, 4. liv. 6. onces de cette vapeur sur chaque pied carré par année, & environ 16. pouces de hauteur sur toute la Terre, cette rosée peut donc occuper une hauteur 900. fois plus grande, ou de 1200. pieds si elle avoit la rareté de l'Air.

155. Cette vapeur est fournie par la transpiration de la Terre, & par celle des Arbres qui est plus travaillée, & plus prompte à se gâter, selon l'observation de Mr. Hales ; aussi est-elle plus

abondante dans les Lieux plantés d'Arbres, ce qui rend mal-saines les Habitations trop proches des Forêts.

156. Quand cette vapeur s'éleve trop copieusement, comme il arrive vers le matin, alors elle forme un Brouillard qui en certain Pays est nuisible & cause des Gouëtres catharreux aux Moutons : J'en ai senti qui avoient une odeur trés-forte dans une Campagne abondante en différentes Mines. Ces mêmes Brouillards s'ils avoient été plus élevés auroient formé des nuées que nous pouvons croire souvent sulphureuses & salines, par les explosions que forme la foudre (*q*) peut-être nitreuses, selon Mr. Clayton. (*r*)

157. Mais quand cette vapeur est retenue dans une Cave, un Tombeau, ou une Citerne, &c. sans pouvoir s'échapper, elle s'y condense, & acquiert tant d'âcreté, que c'est le poison le plus affreux qu'on puisse imaginer. La flamme des plus gros Flambeaux s'y éteint sur le champ; les Oiseaux, les Quadrupedes, les Hommes y périssent en moins d'une minute : elle n'est pas exempte d'âcreté, témoins la cuisson que sentit aux yeux avec forte inflammation un Homme de *Faillies* en Bearn, qui descendit dans un Puits méphytique où trois autres avoient péris, (*s*) celui à qui pareille avanture à Rennes arriva, & qui fut le seul de quatre qui ne périt pas, il sentit un feu brulant dans les entrailles, quoique l'eau de ce puits fut bûe journellement sans incommodité. On a grand nombre d'exemples pareils. (*t*)

158. Non-seulement on trouve de ces vapeurs appellées *Pousse* ou Mouffette, dans tous les endroits souterrains exactement fermés, & qui ne sont point payés, mais encore en plein Air, comme à la Grotte du Chien près de Naples, à *Perauls* près de Montpellier,

(*q*) Journal des Sçavans du 11. Janvier 1666. M. Muschembroek, Phys. pag. 781.

(*r*) Mr. Clayton, Philosoph. Transact. n. 452.

(*s*) Journal des Sçavans 7. Fevrier 1667. Observations Curieuses. T. 1.

(*t*) Hist. de l'Académie 1701. pag. 18. 1710. pag. 17. Extrait de la Société Royale de Montpellier, par M. Haguenot 1746. Act. Upsaliensis, Académ. 1746. à Franc. de Sauvages.

Montpellier, auprès de Toulouse, au fonds des Mines profondes, dans les endroits qui n'ont point dissûe, comme l'a observé Mr. le Monnier, ayant examiné avec soin deux ou trois de ces Méphites ou Mouffettes, & les ayant comparé avec celles des Caves où l'on enterre les Morts, je n'y ai trouvé de différence que dans l'odeur : la Mouffette de Perauls sort d'une Mare d'eau où bien des Gens se baignent en Eté, de même que d'un Puits souvent à sec, dont autrefois même on buvoit l'eau; tout le terroir boüillonne, même quand il pleut, de même que cette Mare appellée pour cela *Boulidou*, quand les eaux pluviales y sont ramassées. Si on met deux tonneaux défoncés l'un sur l'autre sur ce terrein pour en ramasser la vapeur, elle s'y éleve peu à peu à quelques pieds de hauteur : cette vapeur se distingue à la vûe, par un peu moins de transparence que l'Air ordinaire, des expériences Chymiques y font découvrir un peu d'acidité, l'odeur n'est pas sensible.

159. Si on prend de cette vapeur dans une Bouteille à large goulot, elle s'évapore aisement; mais en bouchant la Bouteille, on la conserve tant qu'on veut. On la verse d'une Bouteille dans une autre sans voir rien couler; mais on le connoît par l'extinction des Chandelles qu'on expose à son courant, on voit qu'elle occupe le fonds de la Bouteille, parce qu'il faut porter les Chandelles jusques-là pour les éteindre, quand la Bouteille a été quelque tems débouchée; au bout de plusieurs mois, si on met un Rat, un Oiseau dans cette Bouteille, il y périt en très-peu de tems, quoique la bouteille soit ouverte alors.

160. Or, ce que je dis de la pousse de Perauls, se trouve exactement le même de celles des Caves de toutes les Eglises sans exception. Les Enterreurs le sçavent bien, ils ont la précaution d'ouvrir ces Tombeaux long-tems à l'avance pour laisser sortir la vapeur, & ce n'est que dans ces Caves que j'ai cru distinguer la pousse de l'Air ordinaire : quand ces vapeurs ne sont pas entierement exhalées, les Enterreurs se gardent bien de s'y baisser pour coucher les Bierres à terre; ils les laissent tomber de leur hauteur. Mr. Haguenot (*u*) rapporte que trois Person-

(*u*) Extrait de l'Assemblée publique de la Société Royale, à Montpellier 1745.

nes qui faisoient pour la premiere fois la fonction d'Enterreurs, périrent dans la Cave de l'Eglise de Notre-Dame au mois d'Août 1744. on observa que ces personnes qu'on voyoit se demener, haleter, tomber en convulsion, se faisoient à peine entendre, quoiqu'à la distance d'une toise de cent assistans. J'ai observé de même, que des Chats miauloient dans un Puits méphytique sec; mais j'avois grand peine à distinguer le son, quoique je visse ouvrir la gueule, c'est que cette vapeur n'a pas le ressort de l'Air, elle est pourtant compressible presque autant que l'Air; mais c'est qu'elle est mêlée d'un peu d'Air dont elle diminue l'élasticité.

161. Cette humidité manquant d'Air, absorbe sur le champ la flâme & éteint de gros Flambeaux sans aucun reste de lueur ni de fumée, parce qu'il faut de l'Air pour cette fumée même : les Oiseaux, les Chiens, les Chats périssoient dans ces Caves en un tiers de minute au moins, & en deux minutes au plus : un des Hommes qui y périt pour en retirer son frere, s'étoit muni d'eau de la Reine d'Hongrie, ce qui fit qu'il resta plus long-tems que tous avant que de périr : des Bouteilles remplies de cette pousse au bout de plusieurs mois, avoient la même proprieté que celles de la Mouffette de Perauls.

162. On doit bien attribuer en partie la malignité des vapeurs de ces Tombeaux à l'exhalaison des Cadavres. Tout le sol étoit imbibé d'une liqueur jaune qui infectoit, de même que les Hommes & les Animaux qui l'avoient touchée : mais qui peut ne pas admirer la pénétration de ces vapeurs dans le Corps? Mr. Sarrau, fils du Chirurgien, fut le seul qui se tira de ce danger, outre des pamoisons & des mouvemens convulsifs que la terreur lui causa durant vingt-quatre heures ; mais ayant changé d'habits, de linge & s'étant lavé avec de l'Eau Sans-pareille, il rendoit encore quinze jours après une odeur semblable à celle de cette Cave.

163. Trois Hommes qui à Rochefort se trouverent près d'un Tonneau d'eau, qui fut ouvert après avoir été long-tems fermé, & avoir pourri, tomberent morts sur le champ, & leurs Cadavres devinrent bien-tôt livides. Les Cadavres qu'on tira assez tôt d'une Caverne Méphytique, à cinq lieues de Paris, étoient

deja bleus & très-puants. Ceux qu'on tira de la Cave d'un Boulanger de Chartres étoient dans le même état. (x)

164. Voilà une vapeur composée, comme tous les corps pourris, d'un sel alkali volatil, de souffre aussi très-volatil, qui pénétre dans le sang, qui le corrompt en peu de tems; elle y entre par les poumons sur-tout comme y entre la vapeur de la térébentine qu'on distille & qui donne l'odeur de la violette à ceux qui respirent cet Air : doit-on être surpris que des tas de Cadavres humains, qui restent sans sépulture, excitent des maladies épidémiques, malignes ou pestilentielles ? J'ai observé que les Cadavres de ceux qui meurent de ces maladies ne peuvent se garder vingt-quatre heures sans se pourrir.

165. Faut-il s'étonner si l'Air infect qui se trouve entre les deux ponts des Vaisseaux, dans les Hôpitaux mal-propres, dans les Prisons, attire le Scorbut ? Ne devroit-on pas défendre d'inhumer les Cadavres dans les Eglises, ou, si on ne peut y parvenir, au moins faire communiquer toutes ces Caves à deux soupiraux faits en conduits de cheminées, qui allassent jusqu'au toit ? Si on doute que ces vapeurs puissent pénétrer dans l'intérieur de nos corps & porter jusqu'aux nerfs & au cerveau, qu'on considere ce qui arrive dans une expérience aujourd'hui fort connue; on écrit avec de la dissolution de Saturne sur du papier, les caractéres sont invisibles; on place ce papier dans l'épaisseur d'un gros volume; d'autre part on approche un papier barbouillé d'un mélange d'eau de chaux & d'orpiment, & en quelques secondes la vapeur pénétrant l'épaisseur du volume chargé d'un grand poids, épaisseur que des balles de mousquet ne pénétreroient pas, va colorer & rendre visibles les caractéres.

166. Finissons par les moyens de prévenir l'effet de ces vapeurs. On sçait que l'Air pur, froid & sec est le plus sain de tous; que le vent frais est ce qu'il y a de plus propre à le purifier, que la chaleur & la légereté de l'Air qui regne dans le vent de Midi est ce qu'il y a de plus propre à retenir les vapeurs à la surface de la terre, & qu'ainsi on doit habiter des lieux un peu élevés, exposés au vent du Nord, éloignés des bois,

[x] Observations curieuses sur la Physique T. 1.

prairies, rivieres, & ſur tout des marais ; car quand les eaux baiſſent comme au Printems, les poiſſons, les inſectes & les plantes (les plûparts puantes comme le luſtre d'eau, & âcre comme les renoncules, ciguës, &c.) venant à pourrir infectent l'air à trois lieues à la ronde ; qu'il faut, pour prévenir cette corruption des eaux, faire communiquer l'eau de la mer avec celles des étangs ; ce qui garantit Aiguemortes, Frontignan & autres Villes maritimes du Languedoc qui étoient déſertes avant ces communications. (*y*)

167. Quoique l'odeur de certaines plantes ſoit narcotique, comme celle des Narciſſes, Jonquilles, Tubéreuſes, Lys, &c. celle de quelques autres puante & cadavéreuſe, comme celle des fleurs de la ſerpentaire, celle du luſtre d'eau, des champignons vénimeux, &c. rarement ſe trouvent-elles dans un lieu aſſez abondantes pour produire de mauvais effets, ou elles ſe trouvent corrigée par l'odeur aromatique de celles à fleurs en gueule, en roſe & ſemblables, qui ſont ſalutaires : ainſi l'Air de la campagne eſt toujours plus ſain que celui des Villes.

168. Dans les grandes Villes ſur tout ſi elles ſont mal-propres, comme Madrid, il ſort des exhalaiſons ſulphureuſes qui noirciſſent bien-tôt les Galons d'or & d'argent ; mais ce qu'il y a de pis, ſi ces Villes ne ſont pas bien aërées, ou expoſées au vent, il ſe répand une Atmoſphere de la tranſpiration des Hommes & des Animaux qui rend l'Air mal-ſain. L'Homme mange environ cinq livres par jour, ces cinq livres ſe changent toutes en vingt-quatre heures en excrémens fétides & volatils qui, réduits en vapeurs, telles que la tranſpiration qui en fait la moitié, doivent former ſur une ſurface de 15. pieds, telle que la peau, une colomne qui péſe 5. livres, c'eſt-à-dire, 1000. fois plus haute qu'un ſolide d'eau qui auroit cette baſe ; cette hauteur ſeroit preſque celle de l'Homme, ou de 4. pieds 7. pouces. Dans les grandes Villes il y a ſouvent deux Perſonnes qui cohabitent ſur 15. pieds de ſol, ce qui doit rendre la vapeur deux fois plus denſe ; or dans cette vapeur, ſi elle perſiſtoit dans cette denſité, les flambeaux s'éteindroient &

(*y*) Mémoire de Mr. Pirot dans le Volume de l'Académie 1744.

les

les Animaux mourroient : il eſt donc heureux que ces vapeurs s'éxhalent, que le vent les emportent, que d'autres vapeurs acides, des feux du ciel, &c. les détruiſent.

169. On obſerve que des flambeaux éteints ſucceſſivement dans des bouteilles pleines de pouſſe la détruiſent, que les éclairs détruiſent les vapeurs ſulphureuſes de l'air ; c'eſt pourquoi il eſt bon d'allumer de grands feux de plantes aromatiques, comme on a coutume de faire dans les lieux proches des peſtiférés : Mr. Hales ayant obſervé qu'une forte leſcive de ſel fixe alkali attiroit puiſſamment les particules ſulphureuſes ; fit des expériences qui prouvent que l'Air de la reſpiration étant paſſé à travers des flanelles, imbibées de cette leſcive, pouvoit ſervir deux fois plus long-tems à la reſpiration.

170. Les acides ſont les deſtructeurs des alkalis qui cauſent la putréfaction des végétaux & des animaux ; ainſi ayant fait paſſer l'Air impur de la reſpiration à travers des flanelles imbibées de vinaigre, il trouva que c'étoit un excellent moyen de purifier cet Air & de le rendre propre à être reſpiré de nouveau : mais rien n'égale l'avantage des machines propres à renouveller l'Air, parmi leſquelles on peut compter les Tuyaux qui portent l'Air dans l'épaiſſeur des murs de la rue juſqu'au devant du foyer, ſelon la méthode de M. Gauger, dans ſa mécanique du feu ; & les Roues centrifuges de M. Deſagulliers ; & ſurtout les Ventilateurs de M. Hales, cet excellent Phyſicien, né pour faire du bien au Genre humain, & qui travaille encore aujourdhui, ſelon ce qu'il me fait l'honneur de m'écrire, à établir de ſi utiles machines en France, comme il les a établies en Angleterre, dans les Vaiſſeaux, les Greniers, les Hôpitaux & les Priſons.

In tenui labor, aſt tenuis non gloria, merces.

P

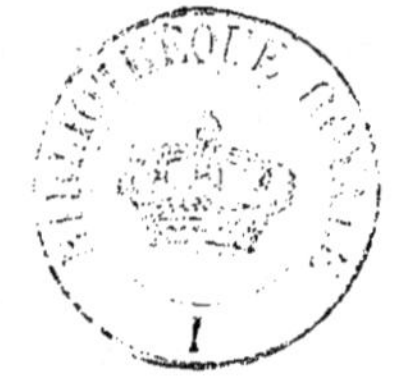

TABLE DES MATIERES.

www.ingramcontent.com/pod-product-compliance
Lightning Source LLC
LaVergne TN
LVHW050433160826
845677LV00002BA/692

* 9 7 8 2 3 2 9 6 8 5 1 7 5 *